臨床経穴図

Illustration of Acupuncture Point

木下 晴都 著

Haruto Kinoshita Ph. D. M.

JN081163

医道の日本社

Ido-No-Nippon-Sha

全面改訂二版の序

　経穴は長い歴史の間に，著者により部位の相違を生じたが，国際的標準化を計るには，原著者の説を尊重するのが肝要である。もし原著者の部位が明確でないときは，年代順に部位の明らかな文献を採用するのはやむをえない。また解剖学的に部位の表現が困難な経穴は，一定の基準を設けてそれを根拠に定めなければならないが，基準尺度を計測すると，長さの単位である寸は，身体各部で長短のあることが人体実測で明らかになった。この矛盾を解決する方法は，各部の基準尺度に対し分数方式で経穴を配分することである。

　日本経穴委員会では，原著者の説と比例配分を用いて，361穴を体型のいかんにかかわらず，合理的に配分できる表示を完成したのでこれを採用した。なお，1989年にWHO本部において決定した経穴のコードを付記した。本書は，それらの労を賞賛し，普及を促進させるため，図表で理解できるように改訂した。各経穴の部位は読者の要望により今回から採録した。また英訳は鈴木ジュディ氏の，校正は細谷嘉宏氏の助力を感謝する。

　　　　1991年3月15日　　　　　　　　　　　　　　　　　　　　　　木下晴都

は し が き

　針灸医学は経穴に始まって経穴に終わるといっても過言ではない。このように経穴は針灸学の根幹をなすものであるが，経穴の数はあまりにも多く，しばしば用いるものは別として，利用度の低い経穴はややもすれば記憶から遠ざかりがちである。そのようなとき手軽く取り出して見られる経穴図の必要性を，勉学のときにも，また臨床に直面しても感じていた。そこで，こうしたときの伴侶になればと考えて，拙著『鍼灸治療学総論』の挿図にあったものを改訂し，簡便容易な臨床経穴図とした。

　1965年，わが国において国際鍼灸学会が開催されたとき，日本経絡経穴委員会が結成され，経絡経穴の文字と読み方が統一され，番号表示の日本案も協定された。これの普及をはかるために，この臨床経穴図では同委員会の協定を率先して全面的に採用した。ここに同委員会の功績にお礼を申し上げたい。

　また，この臨床経穴図の出版は，医道の日本社，ことに編集にあたられた目黒章布氏の助力によることを感謝する。

　　　　1970年4月　　　　　　　　　　　　　　　　　　　　　　　　木下晴都

Foreword to Complete Revision

In the long history of meridian points various differences of opinion concerning point locations have arisen among authors, however for the international standardization of meridian points it is essential that importance be placed on the theories of the original authors. If the location described in the original text is unclear the only solution is to adopt the next text in order of age in which the point description is clearly expressed. Also when it is difficult to express the point location anatomically it is essential to establish a fixed standard as a basis. However measurement of standard local scales reveals that the actual length of the CUN unit differs on various parts of the body. To solve this problem it is a matter of proportionally distributing the meridian points within the standard local scales in each area.

The Japan Acupoint Committee, using the original text descriptions and proportional distribution succeeded through rational distribution in the expression of the 361 point locations regardless of the body structure. Moreover these points were recorded using the meridian point code adopted by WHO headquarters in 1989. In order to applaud these efforts and hasten their popularity I made this revised text in an effort to make it possible to understand them through the charts. In accordance with the requests of the readers the locations of the points are expressed in this edition. I express my gratitude to Mrs. Judy Suzuki for the English translation of the text and to Mr. Yoshihiro Hosoya for his help in the revision of this edition.

March, 1991   Haruto Kinoshita

Introduction

It is not an exaggeration to say that acupuncture and moxibustion begin and end with acupoints. Although the acupoints form the basis for Oriental medical therapy, however, there is such a large number of points that it is not difficult to forget the exact location of infrequently used points. It is for this reason that a convenient, simple to use point chart is a necessity in the classroom and the clinic as well. With this in mind I revised the acupoint charts of my book, **An introduction to Acupuncture-Moxibustion Therapy**, and composed this simple to use illustrated handbook of acupoints.

In 1965 at the International Conference of Acupuncture held in Japan, the Japan Meridian and Points Committee was formed to standardize the names and numbers of the acupoints. The names and numbers used in these charts are in accordance with those decided upon by that committee. I would at this time like to express my gratitude to the committee for their hand work.

I would also like to express my gratitude to the publishers, IDO NO NIPPON for their cooperation and to Mr. Akinobu Meguro for his assistance in the compilation of this text.

April, 1970   Haruto Kinoshita

English translation by Mrs. Judy Craig Suzuki

目 次

Contents

I. 経 穴 図 Chart of Meridian Points

頭 部 側 面
Lateral Aspect of Head

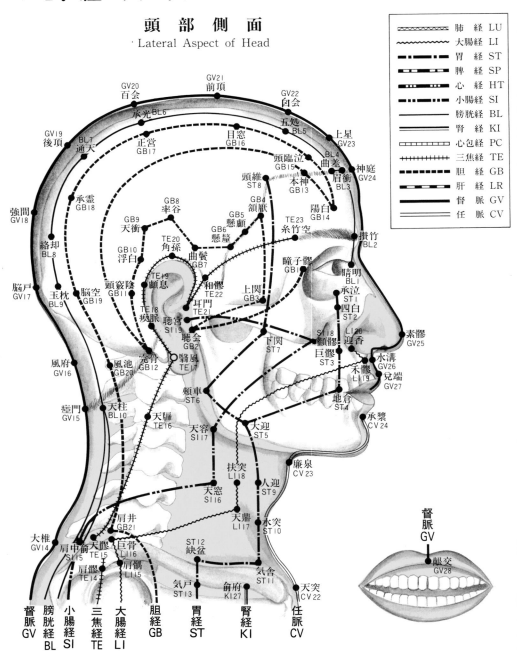

頭 部 前 面
Anterior Aspect of Head

頭 部 後 面
Posterior Aspect of Head

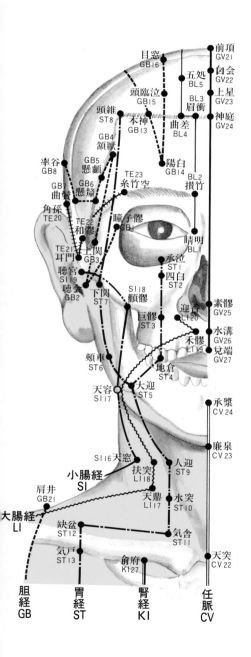

目窓 GB16
前頂 GV21
五処 BL5
囟会 GV22
頭臨泣 GB15
上星 GV23
頭維 ST8
眉衝 BL3
本神 GB13
神庭 GV24
曲差 BL4
GB4
頷厭 GB5
陽白 GB14
懸顱 GB6
BL2
率谷 GB8
攅竹 GB4
TE23
糸竹空
GB7 懸釐
曲鬢 GB6 懸釐
角孫 TE20
瞳子髎 GB1
睛明 BL1
TE22 和髎
上関 GB3
TE21
耳門 GB3
承泣 ST1
聴宮 SI19
四白 ST2
聴会 GB2
SI18
頰髎
素髎 GV25
巨髎 ST3
迎香 LI20
下関 ST7
水溝 GV26
頰車 ST6
禾髎 LI19
兌端 GV27
地倉 ST4
天容 SI17
大迎 ST5
承漿 CV24
廉泉 CV23
SI16 天窓
人迎 ST9
小腸経 SI
扶突 LI18
肩井 GB21
天鼎 LI17
水突 ST10
大腸経 LI
缺盆 ST12
気舎 ST11
気戸 ST13
俞府 KI27
天突 CV22
胆経 GB
胃経 ST
腎経 KI
任脈 CV

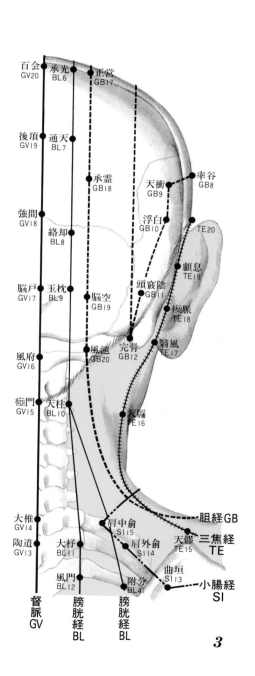

百会 GV20
承光 BL6
正営 GB17
後頂 GV19
通天 BL7
承霊 GB18
強間 GV18
天衝 GB9
率谷 GB8
絡却 BL8
浮白 GB10
TE20
脳戸 GV17
玉枕 BL9
脳空 GB19
頭竅陰 GB11
顱息 TE19
瘈脈 TE18
風府 GV16
風池 GB20
完骨 GB12
翳風 TE17
瘂門 GV15
天柱 BL10
天牖 TE16
大椎 GV14
肩中俞 SI15
胆経 GB
陶道 GV13
大杼 BL11
肩外俞 SI14
天髎 TE15
三焦経 TE
風門 BL12
附分 BL41
曲垣 SI13
小腸経 SI
督脈 GV
膀胱経 BL
膀胱経 BL

3

体 幹 後 面
Posterior Aspect of Trunk

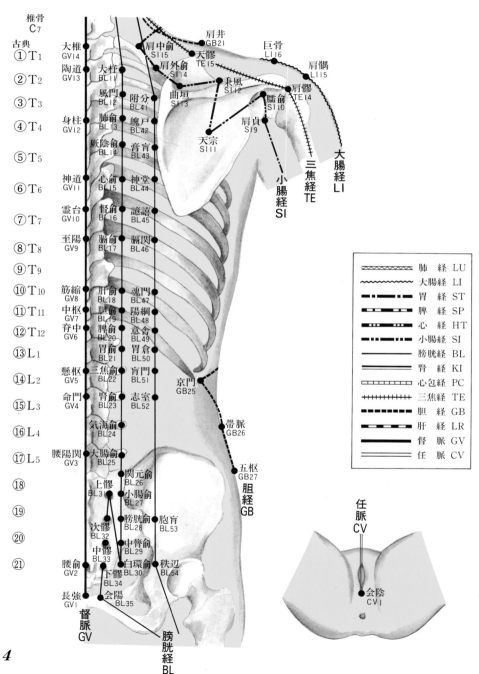

椎骨
C7

古典
① T1
② T2
③ T3
④ T4
⑤ T5
⑥ T6
⑦ T7
⑧ T8
⑨ T9
⑩ T10
⑪ T11
⑫ T12
⑬ L1
⑭ L2
⑮ L3
⑯ L4
⑰ L5
⑱
⑲
⑳
㉑

大椎 GV14
陶道 GV13
大杼 BL11
風門 BL12
身柱 GV12
肺俞 BL13
厥陰俞 BL14
神道 GV11
心俞 BL15
靈台 GV10
督俞 BL16
至陽 GV9
膈俞 BL17
筋縮 GV8
肝俞 BL18
中枢 GV7
胆俞 BL19
脊中 GV6
脾俞 BL20
胃俞 BL21
懸枢 GV5
三焦俞 BL22
命門 GV4
腎俞 BL23
気海俞 BL24
腰陽関 GV3
大腸俞 BL25
上髎 BL31
次髎 BL32
中髎 BL33
腰俞 GV2
下髎 BL34
長強 GV1
会陽 BL35

肩中俞 SI15
肩外俞 SI14
附分 BL41
魄戸 BL42
膏肓 BL43
神堂 BL44
譩譆 BL45
膈関 BL46
魂門 BL47
陽綱 BL48
意舍 BL49
胃倉 BL50
肓門 BL51
志室 BL52
関元俞 BL26
小腸俞 BL27
膀胱俞 BL28
中膂俞 BL29
白環俞 BL30

肩井 GB21
天髎 TE15
曲垣 SI13
秉風 SI12
天宗 SI11
肩貞 SI9
巨骨 LI16
肩髃 LI15
肩髎 TE14
臑俞 SI10

京門 GB25
帯脈 GB26
五枢 GB27
胞肓 BL53
秩辺 BL54

会陽 BL35

督脈 GV

膀胱経 BL

大腸経 LI
三焦経 TE
小腸経 SI
胆経 GB

会陰 CV1

任脈 CV

〰〰〰	肺 経	LU
〜〜〜	大腸経	LI
▬▬	胃 経	ST
▬□▬	脾 経	SP
▬▮▬	心 経	HT
▬∙▬	小腸経	SI
——	膀胱経	BL
══	腎 経	KI
▭▭▭	心包経	PC
++++++	三焦経	TE
▬▬▬	胆 経	GB
▬ ▬ ▬	肝 経	LR
▬▬▬	督 脈	GV
═══	任 脈	CV

4

体 幹 側 面
Lateral Aspect of Trunk

体 幹 前 面
Anterior Aspect of Trunk

心経 HT
肺経 LU

雲門 LU2
中府 LU1
極泉 HT1
周栄 SP20
胸郷 SP19
淵腋 GB22
輙筋 GB23
天谿 SP18
食竇 SP17
大包 SP21
期門 LR14
日月 GB24
京門 GB25
章門 LR13
腹哀 SP16
帯脈 GB26
五枢 GB27
維道 GB28
居髎 GB29
環跳 GB30
府舍 SP13
衝門 SP12
大横 SP15
腹結 SP14

胆経 GB
脾経 SP
肝経 LR

巨骨 LI16
肩髃 LI15
肩井 GB21
鈌盆 ST12
天鼎 LI17
気舍 ST11
水突 ST10
雲門 LU2
気戸 ST13
俞府 KI27
天突 CV22
中府 LU1
庫房 ST14
彧中 KI26
璇璣 CV21
周栄 SP20
屋翳 ST15
神蔵 KI25
華蓋 CV20
胸郷 SP19
膺窓 ST16
霊墟 KI24
紫宮 CV19
淵腋 GB22
天谿 SP18
乳中 ST17
神封 KI23
玉堂 CV18
輙筋 GB23
天池 PC1
歩廊 KI22
膻中 CV17
食竇 SP17
乳根 ST18
中庭 CV16
大包 SP21
鳩尾 CV15
大腸経 LI
肺経 LU
心包経 PC
期門 LR14
不容 ST19
幽門 KI21
巨闕 CV14
承満 ST20
腹通谷 KI20
上脘 CV13
日月 GB24
梁門 ST21
陰都 KI19
中脘 CV12
章門 LR13
関門 ST22
石関 KI18
建里 CV11
腹哀 SP16
太乙 ST23
商曲 KI17
下脘 CV10
滑肉門 ST24
肓俞 KI16
水分 CV9
大横 SP15
天枢 ST25
中注 KI15
神闕 CV8
外陵 ST26
四満 KI14
陰交 CV7
腹結 SP14
大巨 ST27
気穴 KI13
気海 CV6
維道 GB28
石門 CV5
居髎 GB29
水道 ST28
大赫 KI12
関元 CV4
環跳 GB30
府舍 SP13
帰来 ST29
中極 CV3
衝門 SP12
横骨 KI11
曲骨 CV2
気衝 ST30
急脈 LR12
陰廉 LR11

胆経 GB
脾経 SP
胃経 ST
肝経 LR
腎経 KI
任脈 CV

5

上 腕 前 面 (右)　　　上 腕 後 面 (右)
Anterior Aspect of Rt. Upper Arm　Posterior Aspect of Rt. Upper Arm

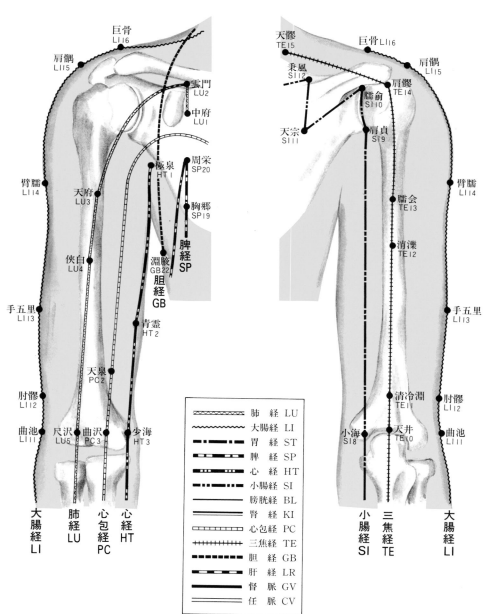

巨骨 LI16

肩髃 LI15

雲門 LU2

中府 LU1

周栄 SP20

極泉 HT1

胸郷 SP19

臂臑 LI14

天府 LU3

脾経 SP

俠白 LU4

淵腋 GB22

胆経 GB

手五里 LI13

青霊 HT2

肘髎 LI12

天泉 PC2

曲池 LI11

尺沢 LU5　曲沢 PC3　少海 HT3

大腸経 LI　肺経 LU　心包経 PC　心経 HT

天髎 TE15

巨骨 LI16

秉風 SI12

肩髎 TE14

臑俞 SI10

天宗 SI11

肩貞 SI9

肩髃 LI15

臑会 TE13

臂臑 LI14

清泠 TE12

手五里 LI13

清冷淵 TE11

小海 SI8　天井 TE10

肘髎 LI12

曲池 LI11

小腸経 SI　三焦経 TE　大腸経 LI

〰〰〰	肺　経 LU
〜〜〜	大腸経 LI
▬▬▬	胃　経 ST
▬▬▬	脾　経 SP
▬▬▬	心　経 HT
▬▬▬	小腸経 SI
───	膀胱経 BL
═══	腎　経 KI
▭▭▭	心包経 PC
+++++	三焦経 TE
▬▬▬	胆　経 GB
▬▬▬	肝　経 LR
━━━	督　脈 GV
═══	任　脈 CV

6

前 腕 前 面（右）
Anterior Aspect of Rt. Forearm

前 腕 後 面（右）
Posterior Aspect of Rt. Forearm

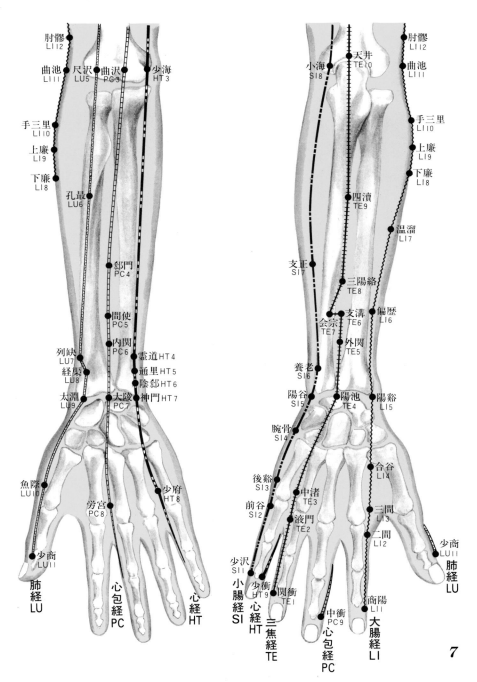

肘髎 LI12
曲池 LI11
尺沢 LU5
曲沢 PC3
少海 HT3
手三里 LI10
上廉 LI9
下廉 LI8
孔最 LU6
郄門 PC4
間使 PC5
内関 PC6
列缺 LU7
経渠 LU8
太淵 LU9
大陵 PC7
霊道 HT4
通里 HT5
陰郄 HT6
神門 HT7
魚際 LU10
労宮 PC8
少府 HT8
少商 LU11
肺経 LU
心包経 PC
心経 HT

天井 TE10
小海 SI8
肘髎 LI12
曲池 LI11
手三里 LI10
上廉 LI9
下廉 LI8
四瀆 TE9
温溜 LI7
支正 SI7
三陽絡 TE8
支溝 TE6
偏歴 LI6
会宗 TE7
外関 TE5
養老 SI6
陽谷 SI5
陽池 TE4
陽谿 LI5
腕骨 SI4
合谷 LI4
後谿 SI3
中渚 TE3
三間 LI3
前谷 SI2
液門 TE2
二間 LI2
少沢 SI1
少衝 HT9
関衝 TE1
商陽 LI1
少商 LU11
中衝 PC9
肺経 LU
小腸経 SI
心経 HT
三焦経 TE
心包経 PC
大腸経 LI

7

大　腿　前　面（右）
Anterior Aspect of Rt. Upper Leg

大　腿　後　面（右）
Posterior Aspect of Rt. Upper Leg

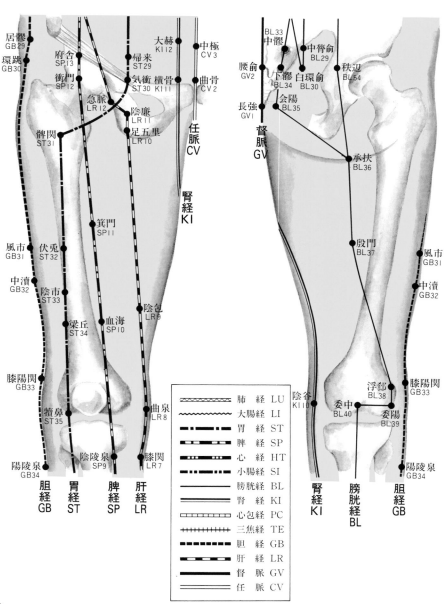

居髎
GB29

環跳
GB30

府舎
SP13

衝門
SP12

急脈
LR12

髀関
ST31

風市
GB31

伏兎
ST32

中瀆
GB32

陰市
ST33

梁丘
ST34

膝陽関
GB33

犢鼻
ST35

陽陵泉
GB34

大赫
KI12

中極
CV3

帰来
ST29

気衝　横骨
ST30 KI11

曲骨
CV2

陰廉
LR11

足五里
LR10

任脈
CV

腎経
KI

箕門
SP11

血海
SP10

陰包
LR9

陰陵泉
SP9

膝関
LR7

曲泉
LR8

胆経
GB

胃経
ST

脾経
SP

肝経
LR

中髎
BL33

下髎
BL34

腰俞
GV2

会陽
BL35

長強
GV1

中膂俞
BL29

白環俞
BL30

秩辺
BL54

督脈
GV

承扶
BL36

殷門
BL37

浮郄
BL38

委中
BL40

陰谷
KI10

委陽
BL39

風市
GB31

中瀆
GB32

膝陽関
GB33

陽陵泉
GB34

腎経
KI

膀胱経
BL

胆経
GB

		肺　経　LU
		大腸経　LI
		胃　経　ST
		脾　経　SP
		心　経　HT
		小腸経　SI
		膀胱経　BL
		腎　経　KI
		心包経　PC
		三焦経　TE
		胆　経　GB
		肝　経　LR
		督　脈　GV
		任　脈　CV

下 腿 外 側 (右)
Lateral Aspect of Rt. Lower Leg

下 腿 内 側 (右)
Medial Aspect of Rt. Lower Leg

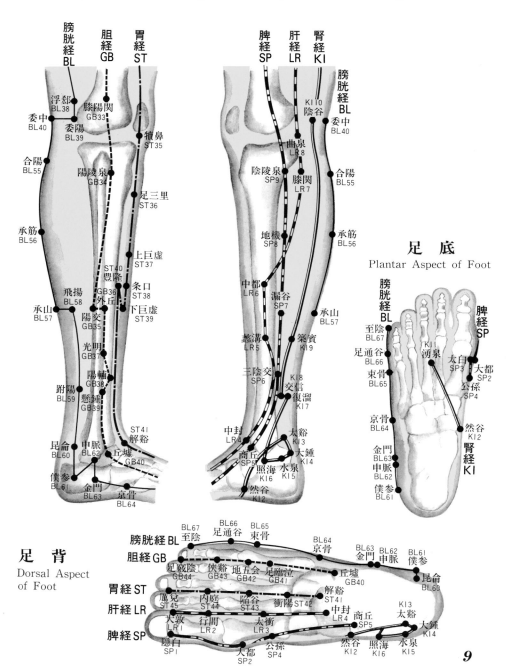

膀胱経
BL

胆経
GB

胃経
ST

脾経
SP

肝経
LR

腎経
KI

浮郄
BL38

膝陽関
GB33

委中
BL40

委陽
BL39

犢鼻
ST35

合陽
BL55

陽陵泉
GB34

足三里
ST36

承筋
BL56

上巨虚
ST37

ST40
豊隆

飛揚
BL58

GB36
外丘

条口
ST38

承山
BL57

陽交
GB35

下巨虚
ST39

光明
GB37

陽輔
GB38

跗陽
BL59

懸鍾
GB39

ST41
解谿

崑崙
BL60

申脈
BL62

丘墟
GB40

僕参
BL61

金門
BL63

京骨
BL64

KI10
陰谷

膀胱経
BL

曲泉
LR8

委中
BL40

陰陵泉
SP9

膝関
LR7

合陽
BL55

地機
SP8

中都
LR6

承筋
BL56

漏谷
SP7

蠡溝
LR5

築賓
KI9

三陰交
SP6

KI8
交信
復溜
KI7

中封
LR4

太谿
KI3

商丘
SP5

大鍾
KI4

照海
KI6

水泉
KI5

然谷
KI2

承山
BL57

足 底
Plantar Aspect of Foot

膀胱経
BL

脾経
SP

至陰
BL67

足通谷
BL66

KI1
湧泉

太白
SP3

大都
SP2

束骨
BL65

公孫
SP4

京骨
BL64

然谷
KI2

金門
BL63

申脈
BL62

腎経
KI

僕参
BL61

足 背
Dorsal Aspect
of Foot

BL67
至陰

BL66
足通谷

BL65
束骨

BL64
京骨

BL63
金門

BL62
申脈

BL61
僕参

膀胱経 BL

胆経 GB

足竅陰
GB44

侠谿
GB43

地五会
GB42

足臨泣
GB41

丘墟
GB40

崑崙
BL60

胃経 ST

厲兌
ST45

内庭
ST44

陥谷
ST43

衝陽 ST42

解谿
ST41

肝経 LR

大敦
LR1

行間
LR2

太衝
LR3

中封
LR4

商丘
SP5

KI3
太谿

大鍾
KI4

脾経 SP

隠白
SP1

大都
SP2

公孫
SP4

然谷
KI2

照海
KI6

水泉
KI5

9

II. 基準尺度 Standard Measurements

解剖学的に経穴を定めがたい部位では，この基準尺度にしたがって経穴を比例配分する。

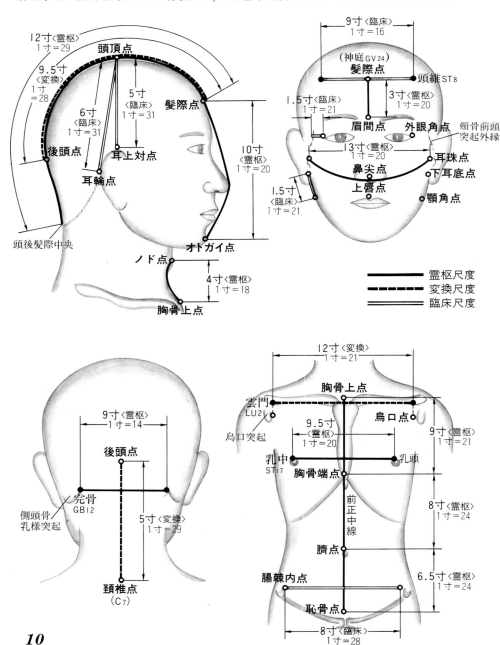

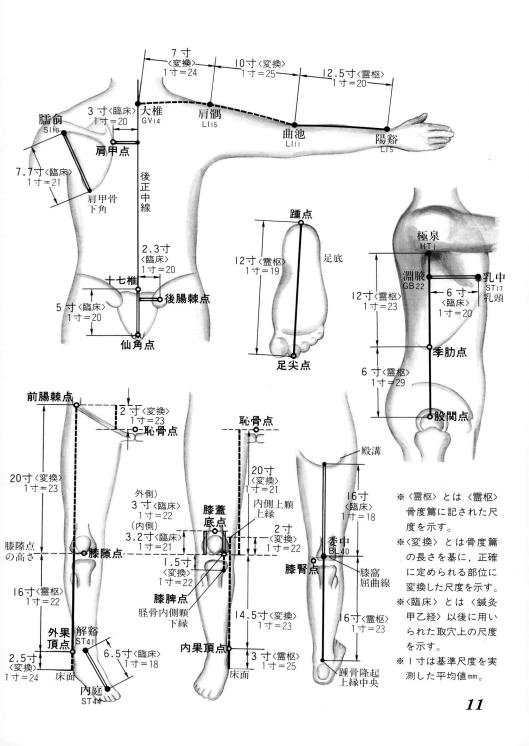

7寸〈変換〉
1寸=24

10寸〈変換〉
1寸=25

12.5寸〈霊枢〉
1寸=20

3寸〈臨床〉
1寸=20

大椎
GV14

肩髃
LI15

曲池
LI11

陽谿
LI5

臑俞
SI10

肩甲点

後正中線

7.7寸〈臨床〉
1寸=21

肩甲骨
下角

2.3寸
〈臨床〉
1寸=20

十七椎

後腸棘点

5寸〈臨床〉
1寸=20

仙角点

踵点

12寸〈霊枢〉
1寸=19

足底

足尖点

極泉
HT1

淵腋
GB22

乳中
ST17
乳頭

6寸
〈臨床〉
1寸=20

12寸〈霊枢〉
1寸=23

季肋点

6寸〈霊枢〉
1寸=29

股関点

前腸棘点

2寸〈変換〉
1寸=23

恥骨点

20寸〈変換〉
1寸=23

外側）
3寸〈臨床〉
1寸=22
（内側）
3.2寸〈臨床〉
1寸=21

膝隙点
の高さ

膝隙点

1.5寸
〈変換〉
1寸=22

16寸〈霊枢〉
1寸=22

膝脾点

脛骨内側顆
下縁

外果
頂点

解谿
ST41

2.5寸
〈変換〉
1寸=24

床面

6.5寸〈臨床〉
1寸=18

内庭
ST44

恥骨点

20寸
〈変換〉
1寸=21

内側上顆
上縁

膝蓋
底点

2寸
〈変換〉
1寸=22

膝窩
屈曲線

14.5寸〈変換〉
1寸=23

内果頂点

床面

3寸〈霊枢〉
1寸=25

殿溝

16寸
〈臨床〉
1寸=18

委中
BL40

膝腎点

膝窩
屈曲線

16寸〈霊枢〉
1寸=23

踵骨隆起
上縁中央

※〈霊枢〉とは〈霊枢〉
骨度篇に記された尺
度を示す。

※〈変換〉とは骨度篇
の長さを基に、正確
に定められる部位に
変換した尺度を示す。

※〈臨床〉とは〈鍼灸
甲乙経〉以後に用い
られた取穴上の尺度
を示す。

※1寸は基準尺度を実
測した平均値mm。

11

III. 経穴の配分　Distribution of Meridian Points

1. 身体の大小肥痩に関係なく経穴の標準部位を配分する最もすぐれた方法は，基準尺度に対し，経穴と経穴間の距離を比例配分(分数)するのが理想である。これを満たすために，この冊子でも日本経穴委員会に準じて比例方式を採用した。

2. 経穴配分の寸の長さは文献で差があり，各部位によっても長短をみられるが，記載の古い書籍で，数値が明確な資料に基づいてあげた。その経穴間の長さは寸を単位にして，たとえば，2寸とか，0.5寸のように青色で表示し参考資料とした。

頭部の経穴（右）Meridian Points on the Head (right)

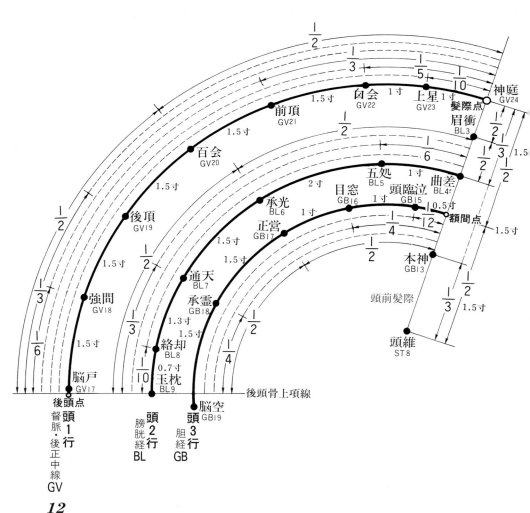

側頭部の経穴 (右)

Meridian Points on the Lateral Head Area (right)

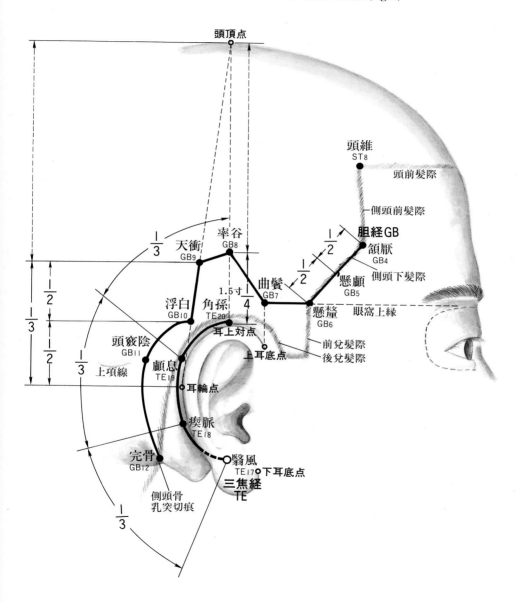

顔面部の経穴（右）

Meridian Points on the Facial Area (right)

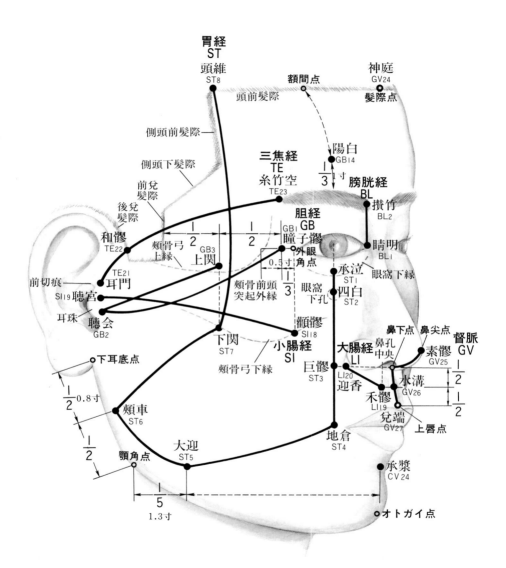

頚部の経穴（右）
Meridian Points on the Neck (right)

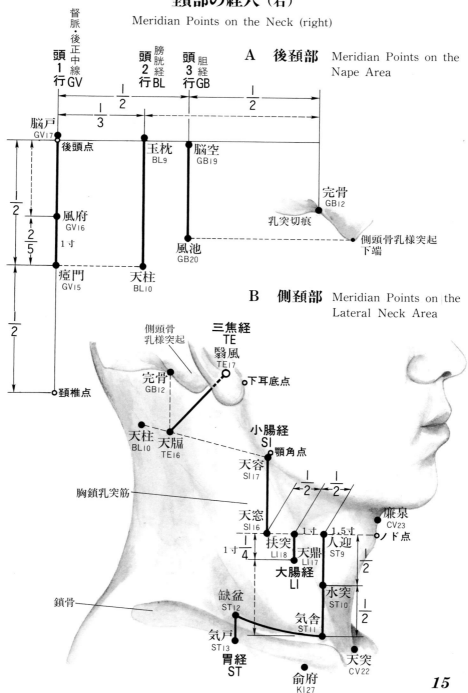

A 後頚部 Meridian Points on the Nape Area

督脈・後正中線

頭1行 GV
膀胱経 頭2行 BL
胆経 頭3行 GB

$\frac{1}{2}$
$\frac{1}{3}$
$\frac{1}{2}$

脳戸 GV17
後頭点
玉枕 BL9
脳空 GB19

完骨 GB12
乳突切痕

風府 GV16
1寸

$\frac{1}{2}$
$\frac{2}{5}$

天柱 BL10

風池 GB20
側頭骨乳様突起下端

瘂門 GV15

$\frac{1}{2}$

頚椎点

B 側頚部 Meridian Points on the Lateral Neck Area

側頭骨乳様突起

三焦経 TE
翳風 TE17
下耳底点

完骨 GB12

天柱 BL10
天牖 TE16

小腸経 SI
顎角点

天容 SI17

胸鎖乳突筋

天窓 SI16

$\frac{1}{2}$ $\frac{1}{2}$

廉泉 CV23
ノド点

扶突 LI18
1寸

天鼎 LI17
1.5寸

人迎 ST9

$\frac{1}{4}$
1寸

大腸経 LI

$\frac{1}{2}$

水突 ST10

$\frac{1}{2}$

缺盆 ST12

鎖骨

気舎 ST11

気戸 ST13

胃経 ST

天突 CV22

俞府 KI27

15

胸部の経穴（右）

Meridian Points on the Thoracic Area (right)

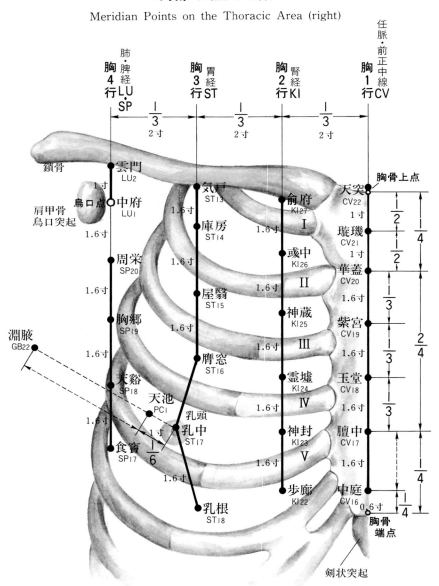

胸4行LU・SP 肺・脾経

胸3行ST 胃経

胸2行KI 腎経

胸1行CV 任脈・前正中線

$\frac{1}{3}$ 2寸

$\frac{1}{3}$ 2寸

$\frac{1}{3}$ 2寸

鎖骨

雲門 LU2

烏口点 中府 LU1

肩甲骨 烏口突起

1寸

1.6寸

周栄 SP20

1.6寸

胸郷 SP19

1.6寸

淵腋 GB22

天谿 SP18

天池 PC1

1.6寸

乳頭

食竇 SP17

1寸 $\frac{1}{6}$

気戸 ST13

1.6寸

庫房 ST14

1.6寸

屋翳 ST15

1.6寸

膺窓 ST16

1.6寸

乳中 ST17

1.6寸

乳根 ST18

俞府 KI27

I

1.6寸

彧中 KI26

II

1.6寸

神蔵 KI25

III

1.6寸

霊墟 KI24

IV

1.6寸

神封 KI23

V

1.6寸

歩廊 KI22

天突 CV22

胸骨上点

$\frac{1}{2}$

璇璣 CV21

1寸

$\frac{1}{2}$

$\frac{1}{4}$

華蓋 CV20

1.6寸

$\frac{1}{3}$

紫宮 CV19

1.6寸

$\frac{1}{3}$

$\frac{2}{4}$

玉堂 CV18

1.6寸

$\frac{1}{3}$

膻中 CV17

1.6寸

$\frac{1}{4}$

中庭 CV16

0.6寸

$\frac{1}{4}$

胸骨端点

剣状突起

16

腹部の経穴（右）

Meridian Points on the Abdominal Area (right)

下腹部の経穴配分は経絡ごとに長さの単位が異なるため，霊枢，骨度篇の6.5寸を全長の基準とした。

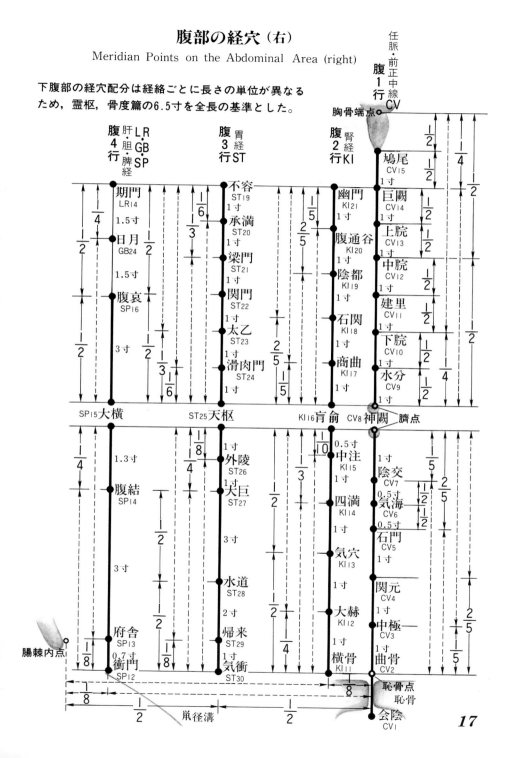

側胸・側腹部の経穴（右）

Meridian Points on the Lateral Thoracic and Lateral Abdominal Areas (right)

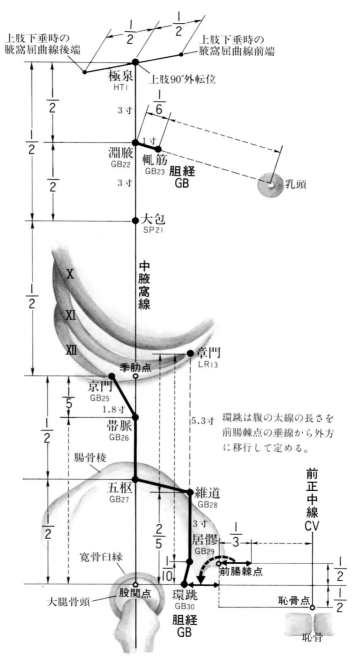

上肢下垂時の
腋窩屈曲線後端

上肢下垂時の
腋窩屈曲線前端

極泉
HT1

上肢90°外転位

3寸

淵腋
GB22

1寸

輒筋
GB23

胆経
GB

乳頭

3寸

大包
SP21

中腋窩線

X

XI

XII

章門
LR13

季肋点

京門
GB25

1.8寸

5

帯脈
GB26

5.3寸

環跳は腹の太線の長さを
前腸棘点の垂線から外方
に移行して定める。

腸骨稜

五枢
GB27

維道
GB28

前正中線
CV

3寸

寛骨臼縁

居髎
GB29

2/5

大腿骨頭

股関点

環跳
GB30

前腸棘点

恥骨点

胆経
GB

恥骨

18

背部の経穴 (右) Meridian Points on the Back (right)

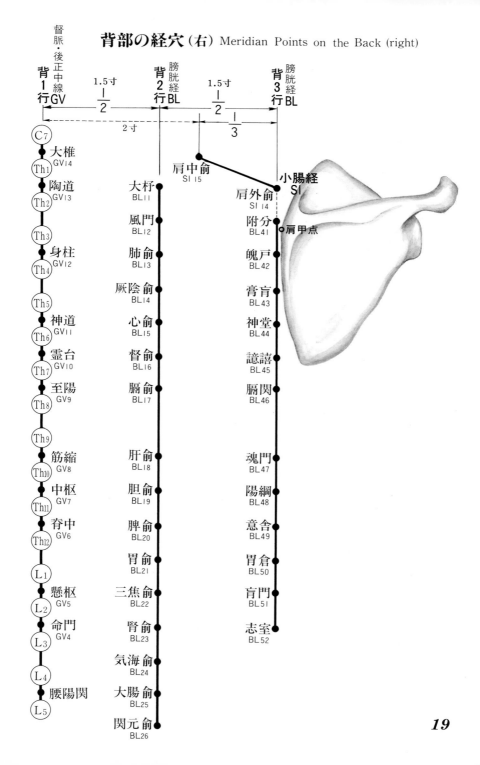

督脈・後正中線

背1行GV

背2行BL 膀胱経

背3行BL 膀胱経

1.5寸 — 2

1.5寸 — 2

— 1/3

2寸

C7

大椎 GV14

Th1

陶道 GV13

Th2

Th3

身柱 GV12

Th4

Th5

神道 GV11

Th6

霊台 GV10

Th7

至陽 GV9

Th8

Th9

筋縮 GV8

Th10

中枢 GV7

Th11

脊中 GV6

Th12

L1

懸枢 GV5

L2

命門 GV4

L3

L4

腰陽関

L5

大杼 BL11

風門 BL12

肺俞 BL13

厥陰俞 BL14

心俞 BL15

督俞 BL16

膈俞 BL17

肝俞 BL18

胆俞 BL19

脾俞 BL20

胃俞 BL21

三焦俞 BL22

腎俞 BL23

気海俞 BL24

大腸俞 BL25

関元俞 BL26

肩中俞 SI 15

小腸経 SI

肩外俞 SI 14

附分 BL41

肩甲点

魄戸 BL42

膏肓 BL43

神堂 BL44

譩譆 BL45

膈関 BL46

魂門 BL47

陽綱 BL48

意舎 BL49

胃倉 BL50

肓門 BL51

志室 BL52

19

仙骨・殿部の経穴（右）

Meridian Points on the Sacral and Hip Areas (right)

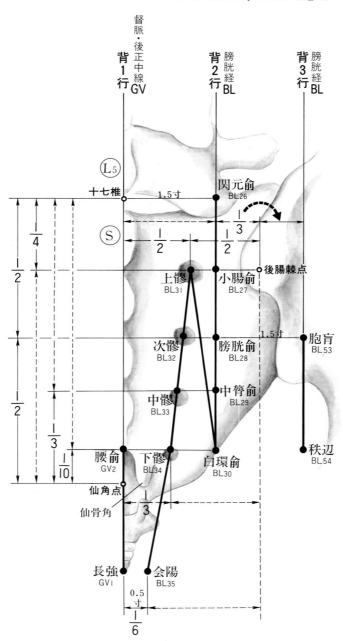

督脈・後正中線
背1行 GV

膀胱経
背2行 BL

膀胱経
背3行 BL

L5

十七椎

1.5寸

関元俞
BL26

S

1/4

1/2

1/2

1/3

1/2

後腸棘点

上髎
BL31

小腸俞
BL27

次髎
BL32

膀胱俞
BL28

1.5寸

胞肓
BL53

中髎
BL33

中膂俞
BL29

1/2

1/3

1/10

腰俞
GV2

下髎
BL34

白環俞
BL30

秩辺
BL54

仙角点

仙骨角

1/3

長強
GV1

会陽
BL35

0.5寸

1/6

20

肩甲部の経穴 (右)

Meridian Points on the Scapular Area (right)

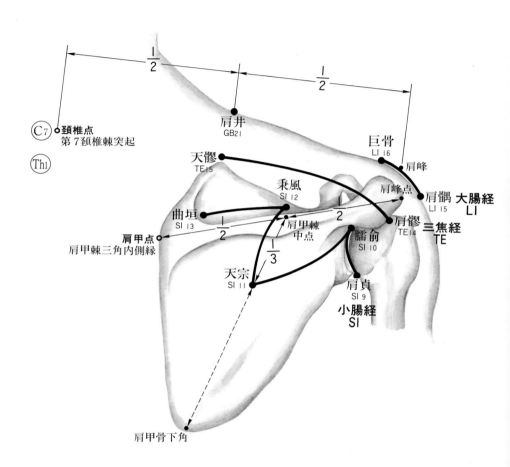

$\frac{1}{2}$

$\frac{1}{2}$

C7　頚椎点
第 7 頚椎棘突起

Th1

肩井
GB21

巨骨
LI 16

肩峰

天髎
TE15

秉風
SI 12

肩峰点

肩髃
LI 15

大腸経
LI

曲垣
SI 13

$\frac{1}{2}$

肩甲棘
中点

$\frac{2}{}$

肩髎
TE14

三焦経
TE

肩甲点
肩甲棘三角内側縁

$\frac{1}{3}$

臑俞
SI 10

天宗
SI 11

肩貞
SI 9

小腸経
SI

肩甲骨下角

上腕部の経穴（右）

Meridian Points on the Upper Arm (right)

上腕の経穴は上肢を外転90°にして取穴する。

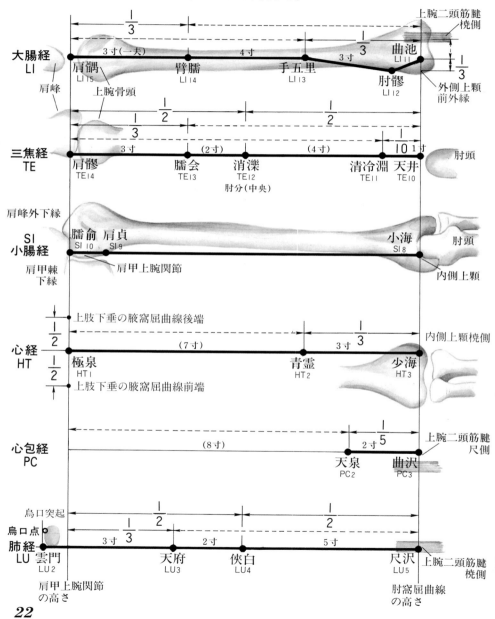

大腸経 LI
- 肩髃 LI15
- 臂臑 LI14
- 手五里 LI13
- 肘髎 LI12
- 曲池 LI11
- 3寸（一夫）
- 4寸
- 3寸
- 肩峰
- 上腕骨頭
- 上腕二頭筋腱 橈側
- 外側上顆 前外縁

三焦経 TE
- 肩髎 TE14
- 臑会 TE13
- 消濼 TE12
- 肘分（中央）
- 清冷淵 TE11
- 天井 TE10
- 3寸
- (2寸)
- (4寸)
- 1寸
- 肘頭

SI 小腸経
- 臑俞 SI10
- 肩貞 SI9
- 小海 SI8
- 肩峰外下縁
- 肩甲棘 下縁
- 肩甲上腕関節
- 肘頭
- 内側上顆

心経 HT
- 極泉 HT1
- 青霊 HT2
- 少海 HT3
- 上肢下垂の腋窩屈曲線後端
- 上肢下垂の腋窩屈曲線前端
- （7寸）
- 3寸
- 内側上顆橈側

心包経 PC
- 天泉 PC2
- 曲沢 PC3
- (8寸)
- 2寸
- 上腕二頭筋腱 尺側

肺経 LU
- 雲門 LU2
- 天府 LU3
- 侠白 LU4
- 尺沢 LU5
- 烏口突起
- 烏口点
- 3寸
- 2寸
- 5寸
- 肩甲上腕関節 の高さ
- 上腕二頭筋腱 橈側
- 肘窩屈曲線 の高さ

22

前腕部の経穴（右）

Meridian Points on the Forearm (right)

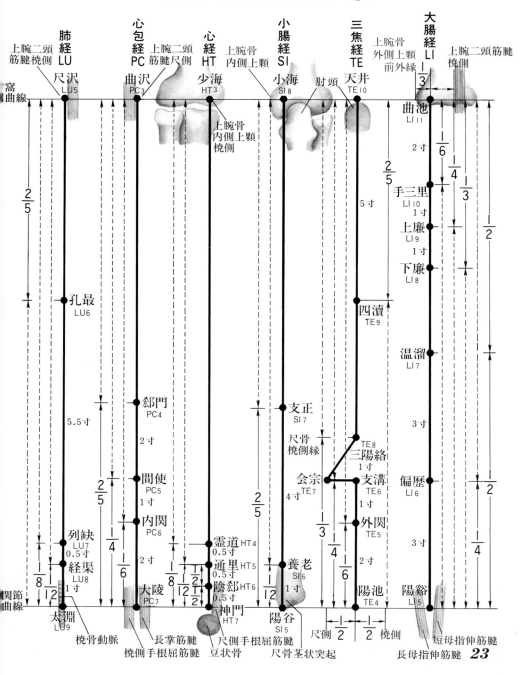

肺経 LU
心包経 PC
心経 HT
小腸経 SI
三焦経 TE
大腸経 LI

上腕二頭筋腱橈側
上腕二頭筋腱尺側
上腕骨内側上顆
上腕骨外側上顆前外縁
上腕二頭筋腱橈側

尺沢 LU5
曲沢 PC3
少海 HT3
小海 SI8
天井 TE10
肘頭

肘窩横紋曲線

上腕骨内側上顆橈側

曲池 LI11

2寸
1/6
1/4
1/3
1/2

手三里 LI10
2/5
1寸
上廉 LI9
1寸
下廉 LI8

5寸

孔最 LU6

四瀆 TE9

温溜 LI7

5.5寸

郄門 PC4
支正 SI7

2寸
尺骨橈側縁
会宗 TE7
4寸
三陽絡 TE8
1寸
支溝 TE6
1寸
3寸

偏歴 LI6

間使 PC5
1寸
2/5

内関 PC6
2寸
2/5

霊道 HT4
0.5寸
通里 HT5
0.5寸
陰郄 HT6
0.5寸
1/3
1/4
外関 TE5
1/6
2寸
3寸
2/5
1/4

1/2

列缺 LU7
0.5寸
経渠 LU8
1寸
1/8
1/12

1/4
1/6

大陵 PC7
1/8
2/2
2/2
1/12
養老 SI6
1寸
陽池 TE4
陽谿 LI5

太淵 LU9

神門 HT7
陽谷 SI5
尺側
1/2
1/2
橈側

関節曲線

橈骨動脈
長掌筋腱
橈側手根屈筋腱
尺側手根屈筋腱
豆状骨
尺骨茎状突起
短母指伸筋腱
長母指伸筋腱

23

手部の経穴（右）

Meridian Points on the Hand (right)

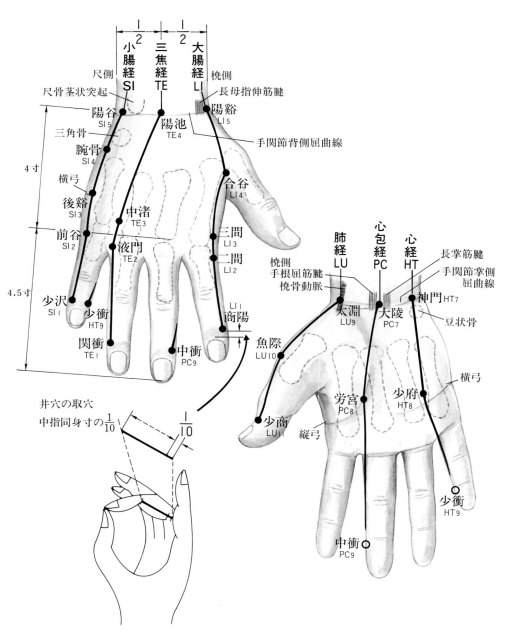

小腸経 SI
三焦経 TE
大腸経 LI

尺側
尺骨茎状突起
陽谷 SI5
三角骨
腕骨 SI4
横弓
後谿 SI3
前谷 SI2
少沢 SI1
少衝 HT9
関衝 TE1

陽池 TE4
中渚 TE3
液門 TE2
少衝
中衝 PC9

橈側
長母指伸筋腱
陽谿 LI5
手関節背側屈曲線
合谷 LI4
三間 LI3
二間 LI2
LI1
商陽

4寸
4.5寸

肺経 LU
心包経 PC
心経 HT

橈側
手根屈筋腱
橈骨動脈
太淵 LU9
魚際 LU10
少商 LU11

大陵 PC7
労宮 PC8
縦弓

長掌筋腱
手関節掌側屈曲線
神門 HT7
豆状骨
横弓
少府 HT8
少衝 HT9
中衝 PC9

井穴の取穴
中指同身寸の 1/10

1/10

24

大腿部の経穴（右）

Meridian Points on the Thigh (right)

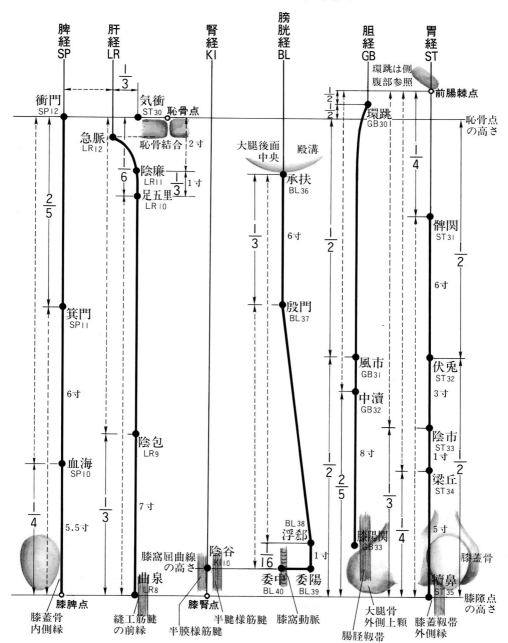

脾経 SP
肝経 LR
腎経 KI
膀胱経 BL
胆経 GB
胃経 ST

環跳は側腹部参照

衝門 SP12
急脈 LR12
気衝 ST30
恥骨点
環跳 GB30
前腸棘点
恥骨点の高さ

恥骨結合 2寸

陰廉 LR11
足五里 LR10

1寸

大腿後面中央
殿溝
承扶 BL36

6寸

箕門 SP11

殷門 BL37

髀関 ST31

6寸

6寸

風市 GB31

伏兎 ST32

3寸

血海 SP10

陰包 LR9

中瀆 GB32

陰市 ST33

1寸

梁丘 ST34

7寸

8寸

5.5寸

BL38
浮郄

膝窩屈曲線の高さ
陰谷 KI10

委中
BL40

委陽
BL39

膝陽関 GB33

5寸

膝蓋骨

曲泉 LR8

膝臏点

犢鼻 ST35

膝隙点の高さ

膝蓋点
膝蓋骨内側縁

縫工筋腱の前縁

半膜様筋腱

半腱様筋腱

膝窩動脈

大腿骨外側上顆
腸脛靱帯

膝蓋靱帯外側縁

25

下腿部の経穴（右）

Meridian Points on the Calf (right)

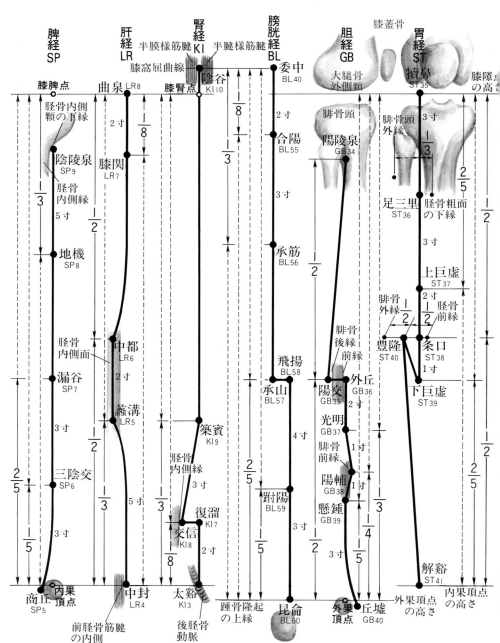

脾経 SP
肝経 LR
腎経 KI
膀胱経 BL
胆経 GB
胃経 ST

膝蓋骨

半膜様筋腱　半腱様筋腱
膝窩屈曲線
大腿骨外側顆

膝脾点　曲泉 LR8　膝腎点　陰谷 KI10　委中 BL40　腓骨頭　犢鼻 ST35　膝隙点の高さ

脛骨内側顆の下縁
陰陵泉 SP9
脛骨内側縁
膝関 LR7
合陽 BL55
陽陵泉 GB34
腓骨頭外縁
足三里 ST36
脛骨粗面の下縁

地機 SP8
承筋 BL56

脛骨内側面
中都 LR6
飛揚 BL58
上巨虚 ST37

漏谷 SP7
蠡溝 LR5
承山 BL57
外丘 GB36
腓骨後縁前縁
陽交 GB35
豊隆 ST40
条口 ST38
腓骨外縁
脛骨前縁
下巨虚 ST39

築賓 KI9
光明 GB37
腓骨前縁

三陰交 SP6
脛骨内側縁
附陽 BL59
陽輔 GB38
懸鍾 GB39

復溜 KI7
交信 KI8

商丘 SP5　内果頂点
中封 LR4　太谿 KI3　踵骨隆起の上縁　昆崙 BL60　外果頂点　丘墟 GB40　外果頂点の高さ　内果頂点の高さ
前脛骨筋腱の内側
後脛骨動脈
解谿 ST41

26

足部の経穴（右）

Meridian Points on the Foot (right)

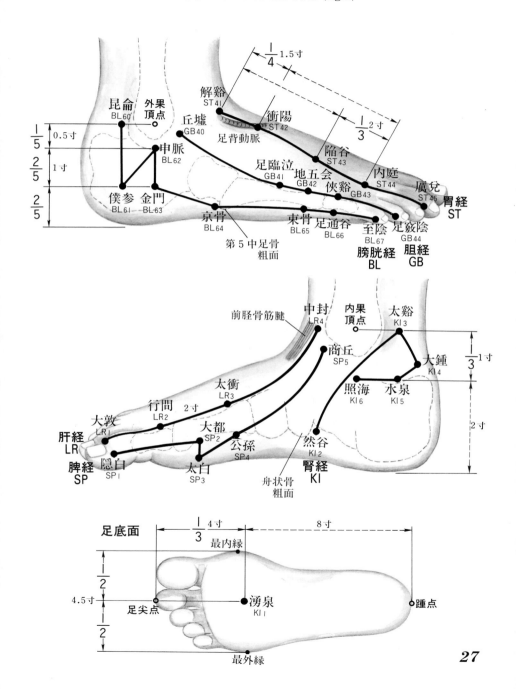

足底面

IV 経穴部位の基準
Standards of Meridian Point Locations
基準点
Standard Points

頭部　Head
① **頭頂点**：頭頂部の正中線における最高点
② **髪際点**：頭前髪際と正中線との交点
③ **額間点**：髪際点と頭前髪際の外角との中央
④ **後頭点**：正中線上で外後頭隆起の頂点

顔面部　Facial Area
① **眉間点**：左右の眉毛内端中央を結ぶ線と前正中線との交点
② **鼻尖点**：鼻尖のうち，最も前方に突出している点
③ **鼻下点**：鼻中隔の皮膚下縁が上唇の皮膚表面に移行する点
④ **上唇点**：上唇において赤唇縁の最高点をとおる水平線と前正中線との交点
⑤ **オトガイ点**：下顎下縁のうち，前正中線上において，最も下方に突出している点
⑥ **外眼角点**：眼裂外角において上下眼瞼縁があい接する点
⑦ **耳上対点**：耳輪上縁の最も上方に突出している高さに対応する側頭部の点
⑧ **上耳底点**：耳介が側頭部皮膚に移行する部位の上端の点
⑨ **下耳底点**：耳介が下顎骨後縁の皮膚に移行する部位の下端の点
⑩ **耳輪点**：耳輪のうち，最も後方に突出している点
⑪ **耳珠点**：耳珠軟骨部の上縁が耳輪脚基部の側頭部皮膚に移行する点
⑫ **顎角点**：下顎角のうち，最も外側に突出している点

頚部　Neck Area
① **ノド点**：喉頭隆起の頂点
② **頚椎点**：第7頚椎棘突起の先端の点

胸部　Thoracic Area
① **胸骨上点**：胸骨柄の上縁の頚切痕と前正中線との交点
② **胸骨端点**：胸骨体の下端と前正中線との交点
③ **烏口点**：肩甲骨烏口突起内縁の最も突出している点
④ **季肋点**：中腋窩線と第11肋骨下縁との交点

腹部　Abdominal Area
① **臍点**：臍の中点
② **恥骨点**：恥骨結合の上縁と前正中線（腹1行）との交点
③ **前腸棘点**：上前腸骨棘の最も下位にある点
④ **腸棘内点**：上前腸骨棘内縁の最も内側に突出する点

背部　Back
① **肩甲点**：上肢を下垂し体幹につけて，肩甲骨の内側縁の最も内側の点

仙骨部　Sacral Area
① **十七椎**：第5腰椎棘突起の下縁と正中仙骨稜の上縁との中央
② **仙角点**：左右の仙骨角先端の中央
③ **後腸棘点**：上後腸骨棘の最も後方に突出した点
④ **股関点**：中腋窩線上で，前腸棘点の高さと恥骨点の高さとの中央

下肢部　Lower Limbs
① **膝蓋底点**：膝蓋骨底の最上点
② **膝隙点**：膝蓋骨尖の下縁と脛骨上縁との中央
③ **膝脾点**：脛骨内側顆の下縁と脛骨内側縁との接点（陰陵泉）の直後の垂線と，膝隙点の高さとの交点
④ **膝腎点**：半腱様筋腱と半膜様筋腱との間で膝隙点の高さ

⑤ **内果頂点**：脛骨内果の最も内方に突出した点

⑥ **外果頂点**：腓骨外果の最も外方に突出した点

⑦ **踵点**：踵骨隆起の最も後方に突出した点

⑧ **足尖点**：踵点から最も遠い足指の先端

取穴上の基本線
Basic Lines in Point Location

頭部　Head

① **頭1行**：頭部正中線上で，髪際点から後頭点までの直線（俯瞰図）

② **頭2行**：曲差から玉枕までの直線（俯瞰図）

③ **頭3行**：額間点から脳空までの直線（俯瞰図）

胸部　Thoracic Area

① **胸1行**：前正中線上で，胸骨上点から胸骨端点までの垂線

② **胸2行**：胸1行と雲門との間で，胸1行から1/3の垂線上の，俞府から歩廊まで

③ **胸3行**：胸1行と雲門との間で，雲門から1/3の垂線上の，気戸から乳根まで

④ **胸4行**：烏口点の垂直線上で，雲門から食竇まで

腹部　Abdominal Area

① **腹1行**：前正中線上で，胸骨端点から恥骨点まで

② **腹2行**：腹1行と腸棘内点との間の，腹1行から1/8の垂線上で，幽門から横骨まで

③ **腹3行**：腹1行と腸棘内点との中央の垂線上で，不容から気衝まで

④ **腹4行**：腹1行と腸棘内点との間の，腸棘内点から1/8の垂線上で，期門から衝門まで

背部　Dorsal Area

① **背1行**：後正中線上で，大椎から長強まで

② **背2行**：背1行と肩甲点との中央の垂線上で，大杼から白環俞まで

③ **背3行**：肩甲点の垂線上で，肩外俞から秩辺まで

取穴上の髪際
Hairlines used in Meridian Point Location

頭部　Head

① **頭前髪際**：前頭部における毛髪と額との境界

② **頭後髪際**：後頚部におけるほぼ水平に位置する毛髪と皮膚との境界

③ **側頭前髪際**：前頭部側方のほぼ垂直な毛髪と額との境界

④ **側頭下髪際**：側頭前髪際の下端から後下行する毛髪と側頭部皮膚との境界

顔面部　Facial Area

① **前兌髪際**：側頭下髪際の後端から，ほぼ垂直に下行する毛髪と皮膚との境界

② **後兌髪際**：耳の前のほぼ垂直に下行する毛髪後縁と皮膚との境界

V 経穴の部位
Meridian Point Locations

手太陰肺経
Lung Meridian (LU)
Te no taiin Haikei [Shǒutàiyīn Fèijīngxué]

LU1 中府 Chūfu [Zhōngfǔ]
烏口点

LU2 雲門 Unmon [Yúnmén]
胸4行上で鎖骨の下縁

LU3 天府 Tenpu [Tiānfǔ]
上腕を90°外転し，雲門と尺沢を結ぶ線上で，臂臑の高さ

LU4 侠白 Kyōhaku [Xiábái]
上腕を90°外転し，雲門と尺沢を結ぶ線上で，肩髃と曲池の中央の高さ

LU5 尺沢 Shakutaku [Chǐzé]
肘窩屈曲線上で，上腕二頭筋腱の橈側

LU6 孔最 Kōsai [Kǒngzuì]
太淵と尺沢の間で，尺沢から約2/5(5.5/12.5 経穴間の距離/基準尺度，単位寸，以下同)

LU7 列缺 Rekketsu [Lièquē]
太淵と尺沢の間で，太淵から約1/8(1.5/12.5)の高さにおいて，橈骨の前外側

LU8 経渠 Keikyo [Jīngqú]
太淵と尺沢の間で，太淵から約1/12(1/12.5)で橈骨動脈上

LU9 太淵 Taien [Tàiyuān]
手関節掌面の屈曲線上で，橈骨動脈との交点

LU10 魚際 Gyosai [Yújì]
第1中手骨頭橈側の上縁で，手背と手掌の皮膚の境界

LU11 少商 Shōshō [Shàoshāng]
手の母指橈側の爪潜入縁から上方へ，中指同身寸の1/10

手陽明大腸経
Large Intestine Meridian (LI)
Te no yōmei Daichōkei [Shǒuyángmíng Dàchángjīngxué]

LI1 商陽 Shōyō [Shāngyáng]
手の示指橈側の爪潜入縁から上方へ，中指同身寸の1/10

LI2 二間 Jikan [Èrjiān]
手の示指の基節骨底橈側の下縁

LI3 三間 Sankan [Sānjiān]
第2中手骨頭橈側の上縁

LI4 合谷 Gōkoku [Hégǔ]
手背の第1，第2中手骨底の間の下縁

LI5 陽谿 Yōkei [Yángxī]
手関節橈側の屈曲線上で，長母指伸筋腱と短母指伸筋腱との中央

LI6 偏歴 Henreki [Piānlì]
陽谿と曲池の間で，陽谿から約1/4(3/12.5)

LI7 温溜 Onryū [Wēnliū]
陽谿と曲池のほぼ中央 (6/12.5)

LI8 下廉 Geren [Xiàlián]
陽谿と曲池の間で，曲池から約1/3(4/12.5)

LI9 上廉 Jōren [Shànglián]
陽谿と曲池の間で，曲池から約1/4(3/12.5)

LI10 手三里 Te no Sanri [Shǒusānlǐ]
陽谿と曲池の間で，曲池から約1/6(2/12.5)

LI11 曲池 Kyokuchi [Qūchí]
肘窩屈曲線の高さで，上腕骨外側上顆の前外縁と，上腕二頭筋腱の橈側との間で外側上顆の前外縁から1/3

LI12 肘髎 Chūryō [Zhǒuliáo]
上腕骨外側上顆の前上縁

LI13 手五里 Te no Gori [Shǒuwǔlǐ]
上腕を90°外転し，曲池と肩髃を結ぶ線上で，曲

池から約 1/3 (3/10)

LI14 臂臑 Hiju [Bìnào]
上腕を 90°外転し，曲池と肩髃を結ぶ線上で，肩髃から約 1/3 (3/10)

LI15 肩髃 Kengū [Jiānyú]
上腕を 90°外転し，肩峰外端と上腕骨頭上縁との中央

LI16 巨骨 Kokotsu [Jùgǔ]
肩鎖関節の内縁

LI17 天鼎 Tentei [Tiāndǐng]
扶突とその直下の鎖骨上縁との間で，扶突から 1/4

LI18 扶突 Futotsu [Fútū]
人迎と天窓との中央で，胸鎖乳突筋上

LI19 禾髎 Karyō [〈Kǒu〉héliáo]
水溝の高さと，鼻孔の中央を通る垂線との交点

LI20 迎香 Geikō [Yíngxiāng]
鼻下点の高さと，鼻翼外端を通る垂線との交点

足陽明胃経
Stomach Meridian（ST）
Ashi no yōmei Ikei［Zúyángmíng Wèijīngxué］

ST1 承泣 Shōkyū [Chéngqì]
瞳孔を通る垂線上の眼窩下縁

ST2 四白 Shihaku [Sìbái]
瞳孔を通る垂線上の眼窩下孔

ST3 巨髎 Koryō [Jùliáo]
鼻下点の高さと，瞳孔を通る垂線との交点

ST4 地倉 Chisō [Dìcāng]
口角の高さと，瞳孔を通る垂線との交点

ST5 大迎 Daigei [Dàyíng]
頷角点と承漿との間で，頷角点から 1/5 (1.3/6.5)

ST6 頬車 Kyōsha [Jiáchē]
下顎枝の外側縁で，下耳底点と頷角点とのほぼ中央 (0.8/1.5)

ST7 下関 Gekan [Xiàguān]
上関を通る垂線上で，頬骨弓下縁

ST8 頭維 Zui [Tóuwéi]
頭前髪際と側頭前髪際との接点

ST9 人迎 Jingei [Rényíng]
ノド点の高さで，胸鎖乳突筋前縁の総頚動脈部

ST10 水突 Suitotsu [Shuǐtū]
人迎と気舎との中央の高さで，胸鎖乳突筋の前縁

ST11 気舎 Kisha [Qìshè]
人迎の垂線上で，小鎖骨上窩の鎖骨上縁

ST12 缺盆 Ketsubon [Quēpén]
気戸の垂線上で，大鎖骨上窩の鎖骨上縁

ST13 気戸 Kiko [Qìhù]
胸 3 行上で鎖骨の下縁

ST14 庫房 Kobō [Kùfáng]
胸 3 行上で第 1 肋間の中央

ST15 屋翳 Okuei [Wūyì]
胸 3 行上で第 2 肋間の中央

ST16 膺窓 Yōsō [Yīngchuāng]
胸 3 行上で第 3 肋間の中央

ST17 乳中 Nyūchū [Rǔzhōng]
乳頭の中央

ST18 乳根 Nyūkon [Rǔgēn]
胸 3 行上で第 5 肋間の中央

ST19 不容 Fuyō [Bùróng]
腹 3 行上で巨闕の高さ

ST20 承満 Shōman [Chéngmǎn]
不容と天枢との間で，不容から 1/6

ST21 梁門 Ryōmon [Liángmén]
不容と天枢との間で，不容から 1/3 (2/6)

ST22 関門 Kanmon [Guānmén]
不容と天枢の中央 (3/6)

ST23 太乙 Taiitsu [Tàiyǐ]
不容と天枢との間で，天枢から 1/3 (2/6)

ST24 滑肉門 Katsunikumon [Huáròumén]
不容と天枢との間で，天枢から 1/6

ST25 天枢 Tensū [Tiānshū]
腹 3 行上で臍点の高さ

ST26 外陵 Gairyō [Wàilíng]
天枢と気衝との間で，天枢から約 1/8 (0.8/6.5)

ST27 大巨 Daiko [Dàjù]
天枢と気衝との間で，天枢から約 1/4 (1.6/6.5)

ST28 水道 Suidō [Shuǐdào]
大巨と気衝との中央

ST29 帰来 Kirai [Guīlái]
天枢と気衝との間で，気衝から約 1/8 (0.8/6.5)

ST30 気衝 Kishō [Qìchōng]
腹3行上で恥骨点の高さ

ST31 髀関 Hikan [Bìguān]
前腸棘点と犢鼻の間で，前腸棘点から1/4(5/20)

ST32 伏兎 Fukuto [Fútù]
前腸棘点と犢鼻の間で，恥骨点の高さと犢鼻の
中央

ST33 陰市 Inshi [Yīnshì]
前腸棘点と犢鼻の間で，犢鼻から約1/3(6/20)

ST34 梁丘 Ryōkyū [Liángqiū]
前腸棘点と犢鼻の間で，犢鼻から1/4(5/20)

ST35 犢鼻 Tokubi [Dúbí]
膝隙点の高さで，膝蓋靱帯の外縁

ST36 足三里 Ashi no Sanri [Zúsānlǐ]
脛骨粗面下縁の高さにおいて，脛骨前縁と腓骨
頭の垂線との間で，脛骨前縁から1/3

ST37 上巨虚 Jōkokyo [Shàngjùxū]
犢鼻と解谿の間で，犢鼻から約2/5(6/15.5)の足
三里の直下

ST38 条口 Jōkō [Tiáokǒu]
犢鼻と解谿のほぼ中央(7.5/15.5)

ST39 下巨虚 Gekokyo [Xiàjùxū]
犢鼻と解谿の間で，解谿から約2/5(6.5/15.5)

ST40 豊隆 Hōryū [Fēnglóng]
犢鼻と解谿のほぼ中央(7.5/15.5)の，脛骨前縁
と腓骨外縁との中央

ST41 解谿 Kaikei [Jiěxī]
距腿関節背面の屈曲線上で，足の長母指伸筋腱
と長指伸筋腱の間

ST42 衝陽 Shōyō [Chōngyáng]
内庭と解谿の間で，解谿から約1/4(1.5/6.5)の
足背動脈の拍動部

ST43 陥谷 Kankoku [Xiàngǔ]
内庭と解谿の間で，内庭から約1/3(2/6.5)

ST44 内庭 Naitei [Nèitíng]
足背の第2・第3指基節骨底間の前縁

ST45 厲兌 Reida [Lìduì]
足第2指外側の爪潜入縁から後方へ，中指同身
寸の1/10

足太陰脾経

Spleen Meridian (SP)

Ashi no taiin Hikei [Zútàiyīn Píjīngxué]

SP1 隠白 Inpaku [Yǐnbái]
足の母指内側の爪潜入縁から後方へ，中指同身
寸の1/10

SP2 大都 Daito [Dàdū]
第1中足骨頭の内側後縁で，足背と足底の皮膚
の境界

SP3 太白 Taihaku [Tàibái]
大都の垂線と足底の水平線との交点

SP4 公孫 Kōson [Gōngsūn]
第1中足骨底の内側前縁

SP5 商丘 Shōkyū [Shāngqiū]
脛骨内果の前縁と下縁との接点の直前

SP6 三陰交 San'inkō [Sānyīnjiāo]
膝脾点と内果頂点との間で，内果頂点から約1/5
(3/14.5)の高さの脛骨内側縁の直後

SP7 漏谷 Rōkoku [Lòugǔ]
膝脾点と内果頂点との間で，内果頂点から約2/5
(6/14.5)の高さの脛骨内側縁の直後

SP8 地機 Chiki [Dìjī]
膝脾点と内果頂点の間で，膝隙点から約1/3
(5/14.5)の高さで，脛骨内側縁の直後

SP9 陰陵泉 Inryōsen [Yīnlíngquán]
脛骨内側顆の下縁と脛骨内側縁との接点の直後

SP10 血海 Kekkai [Xuèhǎi]
衝門と膝蓋骨内縁の直下にあたる膝隙点の高さ
との間で，膝隙点の高さから約1/4(5.7/20)

SP11 箕門 Kimon [Jīmén]
衝門と膝蓋骨内縁の直下に当たる膝隙点の高さ
との間で，衝門から約2/5(8.3/20)

SP12 衝門 Shōmon [Chōngmén]
腹4行上で，恥骨点の高さ

SP13 府舎 Fusha [Fǔshè]
大横と衝門との間で，衝門から約1/8(0.9/6.5)

SP14 腹結 Fukketsu [Fùjié]
大横と衝門との間で，大横から約1/4(1.7/6.5)

SP15 大横 Daiō [Dàhéng]
腹4行上で臍点の高さ

SP16 腹哀 Fukuai [Fù'āi]
期門と大横の中央(3/6)

SP17 食竇 Shokutoku [Shídòu]

胸4行上で第5肋間の中央
SP18 天谿 Tenkei [Tiānxī]
　胸4行上で第4肋間の中央
SP19 胸郷 Kyōkyō [Xiōngxiāng]
　胸4行上で第3肋間の中央

SP20 周栄 Shūei [Zhōuróng]
　胸4行と，第2肋間(屋翳)の水平線との交点
SP21 大包 Daihō [Dàbāo]
　上肢を90°外転し，極泉と季肋点との中央(6/12)

手少陰心経
Heart Meridian (HT)
Te no shōin Shinkei [Shǒushàoyīn Xīnjīngxué]

HT1 極泉 Kyokusen [Jíquán]
　上肢を下垂して腋窩屈曲線上の前端と後端に仮
　点を定め，上肢を90°外転した前記の仮点の中央
HT2 青霊 Seirei [Qīnglíng]
　上腕を90°外転し，少海と極泉を結ぶ線上で手五
　里の高さ
HT3 少海 Shōkai [Shàohǎi]
　肘窩屈曲線上で，上腕骨内側上顆の橈側縁
HT4 霊道 Reidō [Língdào]
　神門と少海の間で，神門から約1/8(1.5/12.5)
HT5 通里 Tsūri [Tōnglǐ]

神門と少海の間で，神門から約1/12(1/12.5)
HT6 陰郄 Ingeki [Yīnxì]
　神門と通里の中央
HT7 神門 Shinmon [Shénmén]
　豆状骨上縁で，尺側手根屈筋腱の橈側
HT8 少府 Shōfu [Shàofǔ]
　手掌面の第4，第5中手骨頭上縁の中央
HT9 少衝 Shōshō [Shàochōng]
　手の小指橈側の爪潜入縁から上方へ，中指同身
　寸の1/10

手太陽小腸経
Small Intestine Meridian (SI)
Te no taiyō Shōchōkei [Shǒutàiyáng Xiǎochángjīngxué]

SI1 少沢 Shōtaku [Shàozé]
　手の小指尺側の爪潜入縁から上方へ，中指同身
　寸の1/10
SI2 前谷 Zenkoku [Qiángǔ]
　手背で小指基節骨底の尺側下縁で，屈曲線の先
　端
SI3 後谿 Gokei [Hòuxī]
　手背で第5中手骨頭の尺側上縁で，手の横弓の
　先端
SI4 腕骨 Wankotsu [Wàngǔ]
　手背の尺側で，第5中手骨底と三角骨との間
SI5 陽谷 Yōkoku [Yánggǔ]
　手関節背面の尺側で，尺骨茎状突起の下縁
SI6 養老 Yōrō [Yǎnglǎo]
　尺骨頭背面の小指側において，陽谷と小海の間
　で陽谷から約1/12(1/12.5)
SI7 支正 Shisei [Zhīzhèng]
　陽谷と小海の間で，陽谷から2/5(5/12.5)

SI8 小海 Shōkai [Xiǎohǎi]
　上腕骨内側上顆と肘頭の中央
SI9 肩貞 Kentei [Jiānzhēn]
　肩甲上腕関節の後面最下部
SI10 臑俞 Juyu [Nàoshū]
　肩甲上腕関節の肩甲棘下縁
SI11 天宗 Tensō [Tiānzōng]
　肩峰と肩甲棘三角内側縁との間に肩甲棘の中点
　を求め，その中点と肩甲骨下角との間で，中点か
　ら約1/3(3/7.7)
SI12 秉風 Heifū [Bǐngfēng]
　肩甲棘三角内側縁と肩峰との中央で，肩甲棘の
　上縁
SI13 曲垣 Kyokuen [Qūyuán]
　肩甲棘の上縁で，棘上窩の内側縁
SI14 肩外俞 Kengaiyu [Jiānwàishū]
　背3行上で，第1，第2胸椎棘突起間の高さ
SI15 肩中俞 Kenchūyu [Jiānzhōngshū]

33

第7頸椎と第1胸椎棘突起間の高さで，背1行
と背3行との間の背3行から1/3

SI16 天窓 Tensō ［Tiānchuāng］
ノド点の高さと，天容の垂線上との交点

SI17 天容 Ten'yō ［Tiānróng］

顎角点と，その直後の胸鎖乳突筋前縁との中央

SI18 顴髎 Kanryō ［Quánliáo］
外眼角点の垂線上で，頬骨下縁

SI19 聴宮 Chōkyū ［Tīnggōng］
耳珠中央の高さで，耳珠と下顎頭との中央

足太陽膀胱経
Bladder Meridian（BL）
Ashi no taiyō Bōkōkei ［Zútàiyáng Pángguāngjīngxué］

BL1 睛明 Seimei ［Jīngmíng］
内眼角の高さで，眼窩内縁

BL2 攅竹 Sanchiku ［Cuánzhú（Zǎnzhú）］
眉毛の内端

BL3 眉衝 Bishō ［Méichōng］
髪際点と曲差との中央

BL4 曲差 Kyokusa ［Qūchā（Qūchāi）］
頭前髪際で神庭（髪際点）と頭維の間の神庭から
1/3（1.5/4.5）（頭2行上）

BL5 五処 Gosho ［Wǔchù］
曲差と玉枕との間で，曲差から約1/6（1/6.5）

BL6 承光 Shōkō ［Chéngguāng］
曲差と玉枕のほぼ中央（3/6.5）

BL7 通天 Tsūten ［Tōngtiān］
曲差と玉枕との間で，玉枕から約1/3（2/6.5）

BL8 絡却 Rakkyaku ［Luòquè］
曲差と玉枕との間で，玉枕から約1/8（0.7/6.5）

BL9 玉枕 Gyokuchin ［Yùzhěn］
脳戸と完骨の間で，脳戸から約1/3の点を通る
垂直線上で脳戸の高さ（頭2行上）

BL10 天柱 Tenchū ［Tiānzhù］
瘂門の高さで，玉枕の直下

BL11 大杼 Daijo ［Dàzhù］
背2行上で，第1，第2胸椎棘突起間の高さ

BL12 風門 Fūmon ［Fēngmén］
背2行上で，第2，第3胸椎棘突起間の高さ

BL13 肺俞 Haiyu ［Fèishū］
背2行上で，第3，第4胸椎棘突起間の高さ

BL14 厥陰俞 Ketsuin'yu ［Juéyīnshū］
背2行上で，第4，第5胸椎棘突起間の高さ

BL15 心俞 Shin'yu ［Xīnshū］
背2行上で，第5，第6胸椎棘突起間の高さ

BL16 督俞 Tokuyu ［Dūshū］
背2行上で，第6，第7胸椎棘突起間の高さ

BL17 膈俞 Kakuyu ［Géshū］

背2行上で，第7，第8胸椎棘突起間の高さ

BL18 肝俞 Kan'yu ［Gānshū］
背2行上で，第9，第10胸椎棘突起間の高さ

BL19 胆俞 Tan'yu ［Dǎnshū］
背2行上で，第10，第11胸椎棘突起間の高さ

BL20 脾俞 Hiyu ［Píshū］
背2行上で，第11，第12胸椎棘突起間の高さ

BL21 胃俞 Iyu ［Wèishū］
背2行上で，第12胸椎棘突起と第1腰椎棘突起
間の高さ

BL22 三焦俞 Sanshōyu ［Sānjiāoshū］
背2行上で，第1，第2腰椎棘突起間の高さ

BL23 腎俞 Jin'yu ［Shènshū］
背2行上で，第2，第3腰椎棘突起間の高さ

BL24 気海俞 Kikaiyu ［Qìhǎishū］
背2行上で，第3，第4腰椎棘突起間の高さ

BL25 大腸俞 Daichōyu ［Dàchángshū］
背2行上で，第4，第5腰椎棘突起間の高さ

BL26 関元俞 Kangen'yu ［Guānyuánshū］
背2行上で，第5腰椎棘突起下縁と正中仙骨陵
上縁との間の高さ

BL27 小腸俞 Shōchōyu ［Xiǎochángshū］
十七椎と仙角点との間で，十七椎から約1/4
（27/101 mm，日本人50名以上の平均実測値，以
下同）の高さと，背2行との交点

BL28 膀胱俞 Bōkōyu ［Pángguāngshū］
十七椎と仙角点との中央の高さと，背2行との
交点

BL29 中膂俞 Chūryoyu ［Zhōnglǚshū］
十七椎と仙角点との間で，仙角点から約1/3
（31/101 mm）の高さと，背2行との交点

BL30 白環俞 Hakkan'yu ［Báihuánshū］
十七椎と仙角点との間で，仙角点から約1/10
（11/101 mm）の高さと，背2行との交点

BL31 上髎 Jyōryō ［Shàngliáo］

十七椎と仙角点との間で，十七椎から約1/4
(27/101 mm) の高さと，後腸棘点と背1行の中
央との交点

BL32 次髎 Jiryō [Cìliáo]
　十七椎と仙角点との中央の高さと，上髎と下髎
　を結ぶ直線との交点

BL33 中髎 Chūryō [Zhōngliáo]
　十七椎と仙角点との間で，仙角点から約1/3
　(31/101 mm) の高さと，上髎と下髎を結ぶ直線
　の交点

BL34 下髎 Geryō [Xiàliáo]
　十七椎と仙角点との間で，仙角点から約1/10
　(11/101 mm) の高さと，後腸棘点と背1行との
　間で背1行から約1/3 (17/46 mm) との交点

BL35 会陽 Eyō [Huìyáng]
　尾骨先端の高さで，後腸棘点と背1行の間の背1
　行から約1/6 (8/46 mm) との交点

BL36 承扶 Shōfu [Chéngfú]
　大腿後面中線と殿溝との交点

BL37 殷門 Inmon [Yīnmén]
　承扶と委中の間で，承扶から約1/3 (6/16)

BL38 浮郄 Fugeki [Fúxì]
　承扶と委中の間で，委中から1/16の高さで，大
　腿二頭筋腱内側

BL39 委陽 Iyō [Wěiyáng]
　膝窩屈曲線上で，大腿二頭筋腱の内側

BL40 委中 Ichū [Wěizhōng]
　膝窩屈曲線と膝窩動脈の交点

BL41 附分 Fubun [Fùfēn]
　背3行上で，第2, 第3胸椎棘突起間の高さ

BL42 魄戸 Hakko [Pòhù]
　背3行上で，第3, 第4胸椎棘突起間の高さ

BL43 膏肓 Kōkō [Gāohuāng]
　背3行上で，第4, 第5胸椎棘突起間の高さ

BL44 神堂 Shindō [Shéntáng]
　背3行上で，第5, 第6胸椎棘突起間の高さ

BL45 譩譆 Iki [Yìxǐ]
　背3行上で，第6, 第7胸椎棘突起間の高さ

BL46 膈関 Kakukan [Géguān]
　背3行上で，第7, 第8胸椎棘突起間の高さ

BL47 魂門 Konmon [Húnmén]
　背3行上で，第9, 第10胸椎棘突起間の高さ

BL48 陽綱 Yōkō [Yánggāng]
　背3行上で，第10, 第11胸椎棘突起間の高さ

BL49 意舎 Isha [Yìshè]
　背3行上で，第11, 第12胸椎棘突起間の高さ

BL50 胃倉 Isō [Wèicāng]
　背3行上で，第12胸椎棘突起と第1腰椎棘突起
　間の高さ

BL51 肓門 Kōmon [Huāngmén]
　背3行上で，第1, 第2腰椎棘突起間の高さ

BL52 志室 Shishitsu [Zhìshì]
　背3行上で，第2, 第3腰椎棘突起間の高さ

BL53 胞肓 Hōkō [Bāohuāng]
　十七椎と仙角点との中央の高さと，背3行との
　交点

BL54 秩辺 Chippen [Zhìbiān]
　十七椎と仙角点との間で，仙角点から約1/10
　(11/101 mm) の高さと，背3行との交点

BL55 合陽 Gōyō [Héyáng]
　委中と踵骨隆起の上縁中央との間で，委中から
　1/8 (2/16)

BL56 承筋 Shōkin [Chéngjīn]
　委中と踵骨隆起の上縁中央との間で，委中から
　約1/3 (5/16)

BL57 承山 Shōzan [Chéngshān]
　委中と踵骨隆起の上縁中央との間で，踵骨隆起
　の上縁から約2/5 (7/16)

BL58 飛揚 Hiyō [Fēiyáng]
　承山の外側で，昆崙の直上

BL59 跗陽 Fuyō [Fūyáng]
　委中と踵骨隆起の上縁中央との間で，踵骨隆起
　上縁から約1/5 (3/16) の高さで昆崙の直上

BL60 昆崙 Konron [Kūnlún]
　外果頂点の高さで，腓骨外果後縁とアキレス腱
　の間

BL61 僕参 Bokushin [Púcān (Púshēn)]
　昆崙とその直下の床面との間で，床面から2/5
　(1/2.5)

BL62 申脈 Shinmyaku [Shēnmài]
　外果頂点とその直下の床面との間で，外果頂点
　から1/5 (0.5/2.5)

BL63 金門 Kinmon [Jīnmén]
　外果頂点とその直下の床面との間で，床面から
　2/5 (1/2.5)

BL64 京骨 Keikotsu [Jīnggǔ]
　第5中足骨底粗面後縁で，足背と足底との皮膚
　の境界

BL65 束骨 Sokkotsu [Shùgǔ]
　第5中足骨頭の外側後縁で，足背と足底の皮膚
　の境界

BL66 足通谷 Ashi no Tsūkoku

[Zútōnggǔ]
足の小指の基節骨底外側の前縁
BL67 至陰 Shiin [Zhìyīn]

足の小指外側の爪潜入縁から後方へ，中指同身
寸の1/10

足少陰腎経
Kidney Meridian（KI）
Ashi no shōin Jinkei [Zúshàoyīn Shènjīngxué]

KI1 湧泉 Yūsen [Yǒngquán]
　足尖点と踵点との間で，足尖点から1/3(4/12)の
　足底幅の中央
KI2 然谷 Nenkoku [Rángǔ]
　足の内縁で，舟状骨粗面の後下縁
KI3 太谿 Taikei [Tàixī]
　内果頂点の後方で，後脛骨動脈部
KI4 大鍾 Daishō [Dàzhōng]
　踵骨上縁の内後方で，アキレス腱付着部の前縁
KI5 水泉 Suisen [Shuǐquán]
　太谿とその垂直下の床面との間で，太谿から1/3
KI6 照海 Shōkai [Zhàohǎi]
　内果頂点とその垂直下の床面との間で，内果頂
　点から1/3
KI7 復溜 Fukuryū [Fùliū]
　膝腎点と太谿との間で，太谿から約1/8(2/14.5)
KI8 交信 Kōshin [Jiāoxìn]
　復溜の高さで，脛骨内側縁の直後
KI9 築賓 Chikuhin [Zhùbīn]
　膝腎点と太谿との間で，太谿から約1/3(5/14.5)
KI10 陰谷 Inkoku [Yīngǔ]
　膝窩屈曲線上で，半腱様筋腱と半膜様筋腱の間
KI11 横骨 Ōkotsu [Hénggǔ]
　腹2行上で恥骨点の高さ
KI12 大赫 Daikaku [Dàhè]
　肓兪と横骨との間で，横骨から約1/4(1.4/6.5)
KI13 気穴 Kiketsu [Qìxué]
　肓兪と横骨との間で，横骨から約1/2(2.9/6.5)
KI14 四満 Shiman [Sìmǎn]

　肓兪と横骨との間で，肓兪から約1/3(2.2/6.5)
KI15 中注 Chūchū [Zhōngzhù]
　肓兪と横骨との間で，肓兪から約1/10(0.7/6.5)
KI16 肓兪 Kōyu [Huāngshū]
　腹2行上で臍点の高さ
KI17 商曲 Shōkyoku [Shāngqū]
　幽門と肓兪との間で，肓兪から1/5(1.2/6)
KI18 石関 Sekikan [Shíguān]
　幽門と肓兪との間で，肓兪から2/5(2.4/6)
KI19 陰都 Into [Yīndū]
　幽門と肓兪との間で，幽門から2/5(2.4/6)
KI20 腹通谷 Hara no Tsūkoku
　　　[Fùtōnggǔ]
　幽門と肓兪との間で，幽門から1/5(1.2/6)
KI21 幽門 Yūmon [Yōumén]
　腹2行上で巨闕の高さ
KI22 歩廊 Horō [Bùláng]
　胸2行上で第5肋間の中央
KI23 神封 Shinpō [Shénfēng]
　胸2行上で第4肋間の中央
KI24 霊墟 Reikyo [Língxū]
　胸2行上で第3肋間の中央
KI25 神蔵 Shinzō [Shéncáng]
　胸2行上で第2肋間の中央
KI26 彧中 Ikuchū [Yùzhōng]
　胸2行上で第1肋間の中央
KI27 俞府 Yufu [Shūfǔ]
　胸2行上で鎖骨の下縁

手厥陰心包経
Pericardium Meridian（PC）
Te no ketsuin Shinpōkei [Shǒujuéyīn Xīnbāojīngxué]

PC1 天池 Tenchi [Tiānchí]
　乳頭と淵腋との間で，乳頭から1/6

PC2 天泉 Tensen [Tiānquán]
　上腕を90°外転し，曲沢から上方へ肺経と心経の

中央を通る線上で，曲池と肩髃の間で曲池から
1/5 の高さ

PC3 曲沢 Kyokutaku ［Qūzé］
肘窩屈曲線上で，上腕二頭筋腱の尺側

PC4 郄門 Gekimon ［Xìmén］
大陵と曲沢の間で，大陵から 2/5 (5/12.5)

PC5 間使 Kanshi ［Jiānshǐ］
大陵と曲沢の間で，大陵から約 1/4 (3/12.5) で橈
側手根屈筋腱と長掌筋腱の間

PC6 内関 Naikan ［Nèiguān］
大陵と曲沢の間で，大陵から約 1/6 (2/12.5)

PC7 大陵 Dairyō ［Dàlíng］
手関節掌面の屈曲線上で，橈骨手根屈筋腱と長
掌筋腱との間

PC8 労宮 Rōkyū ［Láogōng］
手掌面の第 2，第 3 中手骨頭上縁の中央

PC9 中衝 Chūshō ［Zhōngchōng］
手の中指橈側の爪潜入縁から上方へ，中指同身
寸の 1/10

手少陽三焦経
Triple Energizer Meridian （TE）
Te no shōyō Sanshōkei ［Shǒushàoyáng Sānjiāojīngxué］

TE1 関衝 Kanshō ［Guānchōng］
手の薬指尺側の爪潜入縁から上方へ，中指同身
寸の 1/10

TE2 液門 Ekimon ［Yèmén］
手背の薬指，小指基節骨底の間の下縁

TE3 中渚 Chūsho ［Zhōngzhǔ］
手背の第 4，第 5 中手骨頭の間の上縁

TE4 陽池 Yōchi ［Yángchí］
手の関節を背屈して生じる屈曲線上で，橈側と
尺側の中央

TE5 外関 Gaikan ［Wàiguān］
陽池と天井の間で，陽池から約 1/6 (2/12.5)

TE6 支溝 Shikō ［Zhīgōu］
陽池と天井の間で，陽池から約 1/4 (3/12.5)

TE7 会宗 Esō ［Huìzōng］
陽池と天井の間で，陽池から約 1/4 (3/12.5) の尺
骨の橈側縁

TE8 三陽絡 San'yōraku ［Sānyángluò］
陽池と天井の間で，陽池から約 1/3 (4/12.5)

TE9 四瀆 Shitoku ［Sìdú］
陽池と天井の間で，天井から 2/5 (5/12.5)

TE10 天井 Tensei ［Tiānjǐng］
肘頭の上縁のくぼみ

TE11 清冷淵 Seireien ［Qīnglěngyuān］
上腕を 90° 外転し，天井と肩髃を結ぶ線上で，曲
池と肩髃との間の，曲池から 1/10 の高さ

TE12 消濼 Shōreki ［Xiāoluò］
上腕を 90° 外転し，天井と肩髃との中央

TE13 臑会 Jue ［Nàohuì］
上腕を 90° 外転し，天井と肩髃を結ぶ線上で，臑
髃の高さ

TE14 肩髎 Kenryō ［Jiānliáo］
肩峰の外下縁のくぼみ

TE15 天髎 Tenryō ［Tiānliáo］
肩甲骨の上角

TE16 天牖 Ten'yū ［Tiānyǒu］
天柱と天容を結んだ線と，完骨の垂線との交点

TE17 翳風 Eifū ［Yìfēng］
側頭骨乳様突起先端と下顎骨後縁との間のくぼ
み

TE18 瘈脈 Keimyaku ［Chìmài (Qìmài)］
耳介外側縁の弧に沿って，角孫と翳風との間の，
翳風から 1/3 の側頭部

TE19 顱息 Rosoku ［Lúxī］
耳介外側縁の弧に沿って，角孫と翳風との間の，
角孫から 1/3 の側頭部

TE20 角孫 Kakuson ［Jiǎosūn］
耳上対点

TE21 耳門 Jimon ［Ěrmén］
耳介の前切痕の高さで聴宮の直上

TE22 和髎 Waryō ［〈Ér〉héliáo］
後兒髪際の頬骨弓上縁

TE23 糸竹空 Shichikukū ［Sīzhúkōng］
眉毛外端で，前頭骨頬骨突起の外側縁

足少陽胆経
Gallbladder Meridian（GB）
Ashi no shōyō Tankei［Zúshàoyáng Dǎnjīngxué］

GB1 瞳子髎 Dōshiryō［Tóngzǐliáo］
外眼角点と頬骨前頭突起の外縁との間で，外眼
角点から 1/3（0.5/1.5）

GB2 聴会 Chōe［Tīnghuì］
耳珠の下縁と下顎枝後縁との中央

GB3 上関 Jōkan［Shàngguān］
瞳子髎と前兌髪際との中央を通る垂線上で，頬
骨弓上縁

GB4 頷厭 Gan'en［Hànyàn］
側頭前髪際と側頭下髪際との接点

GB5 懸顱 Kenro［Xuánlú］
頷厭と懸釐との中央

GB6 懸釐 Kenri［Xuánlí］
側頭下髪際と前兌髪際との接点

GB7 曲鬢 Kyokubin［Qūbìn］
上耳底点の垂線上で，眼窩上縁中央の高さ

GB8 率谷 Sokkoku［Shuàigǔ］
頭頂点と耳上対点との間で，耳上対点から約 1/4
（1.5/5）

GB9 天衝 Tenshō［Tiānchōng］
頭頂点と耳輪点との間で，耳輪点から 1/3

GB10 浮白 Fuhaku［Fúbái］
天衝と耳輪点との中央

GB11 頭竅陰 Atama no Kyōin
［Tóuqiàoyīn］
完骨の垂線上で，後頭骨上項線の下縁

GB12 完骨 Kankotsu［Wángǔ］
側頭骨の乳突切痕

GB13 本神 Honshin［Běnshén］
髪際点と頭維との間で，頭維から 1/3（1.5/4.5）

GB14 陽白 Yōhaku［Yángbái］
瞳孔の垂線上で，頭前髪際と眉との間の眉上縁
から 1/3

GB15 頭臨泣 Atama no Rinkyū
［Tóulínqì］
頭 3 行上の額間点と脳空との間で，額間点から
約 1/10（0.5/5.5）

GB16 目窓 Mokusō［Mùchuāng］
額間点と脳空との間で，額間点から約 1/4（1.5/
5.5）

GB17 正営 Shōei［Zhèngyíng］
額間点と脳空とのほぼ中央（2.5/5.5）

GB18 承霊 Shōrei［Chénglíng］
額間点と脳空との間で，脳空から約 1/4（1.5/
5.5）

GB19 脳空 Nōkū［Nǎokōng］
脳戸と完骨との中点を通る垂直線上で，後頭骨
上項線の下縁

GB20 風池 Fūchi［Fēngchí］
側頭骨乳様突起下縁の高さで，脳空の直下

GB21 肩井 Kensei［Jiānjǐng］
頚椎点と肩峰外端との中央

GB22 淵腋 En'eki［Yuānyè］
上肢を 90°外転し，極泉と季肋点との間で，極泉
から 1/4（3/12）

GB23 輒筋 Chōkin［Zhéjīn］
淵腋と乳頭との間で，淵腋から 1/6

GB24 日月 Jitsugetsu［Rìyuè］
期門と大横との間で，期門から 1/4（1.5/6）

GB25 京門 Keimon［Jīngmén］
第 12 肋骨の先端

GB26 帯脈 Taimyaku［Dàimài］
季肋点と股関点との間で，季肋点から約 1/5
（1.2/6）

GB27 五枢 Gosū［Wǔshū］
季肋点と股関点とのほぼ中央（3.1/6）

GB28 維道 Idō［Wéidào］
章門の垂線下で，章門と環跳との間の環跳から
約 2/5（2.6/6）

GB29 居髎 Kyoryō［Jūliáo］
章門の垂線下で，章門と環跳との間の環跳から
約 1/10（0.7/6）

GB30 環跳 Kanchō［Huántiào］
前腸棘点の高さと恥骨点の高さとの中央の高さ
と，前腸棘点から前正中線までの長さの 1/3 を，
前腸棘点から外方へ移行した部の垂線との交点

GB31 風市 Fūshi［Fēngshì］
恥骨点の高さと膝隙点の高さとの中央の高さ
で，大腿最外側

GB32 中瀆 Chūtoku［Zhōngdú］

前腸棘点の高さと膝隙点の高さとの間で，膝隙
点の高さから約 2/5(8/20) の大腿最外側

GB33 膝陽関 Hiza no Yōkan
　　　[Xīyángguān]
　　大腿骨外側上顆の上縁で，腸脛靱帯の後縁

GB34 陽陵泉 Yōryōsen [Yánglíngquán]
　　腓骨頭の前下縁

GB35 陽交 Yōkō [Yángjiāo]
　　腓骨頭下縁と外果頂点との中央の高さで，腓骨
　　の後縁

GB36 外丘 Gaikyū [Wàiqiū]
　　腓骨頭下縁と外果頂点との中央で，腓骨の前縁

GB37 光明 Kōmei [Guāngmíng]
　　膝隙点の高さの最外側と外果頂点との間で，外
　　果頂点から約 1/3(5/16)

GB38 陽輔 Yōho [Yángfǔ]
　　膝隙点の高さの最外側と外果頂点との間で，外

果頂点から 1/4(4/16) の腓骨前縁

GB39 懸鍾 Kenshō [Xuánzhōng]
　　膝隙点の高さの最外側と外果頂点との間で，外
　　果頂点から約 1/5(3/16)

GB40 丘墟 Kyūkyo [Qiūxū]
　　腓骨外果の下縁と前縁との接点の直前

GB41 足臨泣 Ashi no Rinkyū [Zúlínqì]
　　足背の第 4，第 5 中足骨間の骨底と骨頭の中央
　　で，足の長指伸筋の小指腱の外側

GB42 地五会 Chigoe [Dìwǔhuì]
　　足背の第 4，第 5 中足骨頭間の後縁

GB43 侠谿 Kyōkei [Xiáxī]
　　足背の第 4，第 5 指基節骨底間の前縁

GB44 足竅陰 Ashi no Kyōin [Zúqiàoyīn]
　　足第 4 指外側の爪潜入縁から後方へ，中指同身
　　寸の 1/10

足厥陰肝経
Liver Meridian（LR）
Ashi no ketsuin Kankei [Zújuéyīn Gānjīngxué]

LR1 大敦 Daiton [Dàdūn]
　　足の母指外側の爪潜入縁から後方へ，中指同身
　　寸の 1/10

LR2 行間 Kōkan [Xíngjiān]
　　足の母指と第 2 指の基節骨底間の前縁

LR3 太衝 Taishō [Tàichōng]
　　足背の第 1，第 2 中足骨底間の前縁

LR4 中封 Chūhō [Zhōngfēng]
　　距腿関節の屈曲線上で，前脛骨節腱の内側

LR5 蠡溝 Reikō [Lígōu]
　　曲泉と内果頂点との間で，内果頂点から約 1/3
　　(5/14.5) の高さにおいて，脛骨内側面の中央

LR6 中都 Chūto [Zhōngdū]
　　曲泉と内果頂点とのほぼ中央 (7/14.5) の高さ
　　で，脛骨内側面の中央

LR7 膝関 Shitsukan [Xīguān]
　　曲泉と内果頂点との間で，曲泉から約 1/8
　　(2/14.5)

LR8 曲泉 Kyokusen [Qūquán]
　　膝隙点の高さで，縫工筋の前縁

LR9 陰包 Inpō [Yīnbāo]
　　曲泉と気衝の間で，曲泉から約 1/3(7.2/20)

LR10 足五里 Ashi no Gori [Zúwǔlǐ]

曲泉と気衝の間で，気衝から約 1/6(3/20)

LR11 陰廉 Inren [Yīnlián]
　　気衝と足五里の間で，足五里から 1/3

LR12 急脈 Kyūmyaku [Jímài]
　　気衝と衝門の間で，気衝から 1/3 の垂線と，恥骨
　　結合下縁の高さとの交点

LR13 章門 Shōmon [Zhāngmén]
　　第 11 肋骨の先端

LR14 期門 Kimon [Qīmén]
　　腹 4 行上で巨闕の高さ

督　脈
Governor Vessel（GV）
Tokumyaku［Dūmàixué］

GV1　長強　Chōkyō［Chángqiáng］
　尾骨の先端
GV2　腰兪　Yōyu［Yāoshū］
　十七椎と仙角点との間で，仙角点から約1/10
　（11/101 mm）
GV3　腰陽関　Koshi no Yokan
　　　［Yāoyángguān］
　背1行上で，第4，第5腰椎棘突起の間
GV4　命門　Meimon［Mìngmén］
　背1行上で，第2，第3腰椎棘突起の間
GV5　懸枢　Kensū［Xuánshū］
　背1行上で，第1，第2腰椎棘突起の間
GV6　脊中　Sekichū［Jǐzhōng］
　背1行上で，第11，第12胸椎棘突起の間
GV7　中枢　Chūsū［Zhōngshū］
　背1行上で，第10，第11胸椎棘突起の間
GV8　筋縮　Kinshuku［Jīnsuō］
　背1行上で，第9，第10胸椎棘突起の間
GV9　至陽　Shiyō［Zhìyáng］
　背1行上で，第7，第8胸椎棘突起の間
GV10　霊台　Reidai［Língtái］
　背1行上で，第6，第7胸椎棘突起の間
GV11　神道　Shindō［Shéndào］
　背1行上で，第5，第6胸椎棘突起の間
GV12　身柱　Shinchū［Shēnzhù］
　背1行上で，第3，第4胸椎棘突起の間
GV13　陶道　Tōdō［Táodào］
　背1行上で，第1，第2胸椎棘突起の間
GV14　大椎　Daitsui［Dàzhuī］
　背1行上で，第7頚椎棘突起と第1胸椎棘突起
　との間
GV15　瘂門　Amon［Yǎmén］

　後頭点と頚椎点との中央
GV16　風府　Fūfu［Fēngfǔ］
　後頭点と瘂門との間で，瘂門から2/5（1/2.5）
GV17　脳戸　Nōko［Nǎohù］
　外後頭隆起の上縁
GV18　強間　Kyōkan［Qiángjiān］
　髪際点と後頭点との間で，後頭点から約1/6
　（1.5/9.5）
GV19　後頂　Gochō［Hòudǐng］
　髪際点と後頭点との間で，後頭点から約1/3
　（3/9.5）
GV20　百会　Hyakue［Bǎihuì］
　髪際点と後頭点とのほぼ中央（4.5/9.5）
GV21　前頂　Zenchō［Qiándǐng］
　髪際点と後頭点との間で，髪際点から約1/3
　（3.5/9.5）
GV22　囟会　Shin'e［Xìnhuì］
　髪際点と後頭点との間で，髪際点から約1/5
　（2/9.5）
GV23　上星　Jōsei［Shàngxīng］
　髪際点と後頭点との間で，髪際点から約1/10
　（1/9.5）
GV24　神庭　Shintei［Shéntíng］
　髪際点
GV25　素髎　Soryō［Sùliáo］
　鼻尖点
GV26　水溝　Suikō［Shuǐgōu］
　鼻下点と上唇点との中央
GV27　兌端　Datan［Duìduān］
　上唇点
GV28　齦交　Ginkō［Yínjiāo］
　上唇小帯の歯肉付着部

任　脈
Conception Vessel（CV）
Ninmyaku［Rènmàixué］

CV1　会陰　Ein［Huìyīn］
　会陰腱中心の後縁

CV2　曲骨　Kyokkotsu［Qūgǔ］
　恥骨点

CV3 中極 Chūkyoku［Zhōngjí］
　臍点と恥骨点との間で，恥骨点から 1/5(1.3/6.5)

CV4 関元 Kangen［Guānyuán］
　臍点と恥骨点との間で，恥骨点から 2/5(2.6/6.5)

CV5 石門 Sekimon［Shímén］
　臍点と恥骨点との間で，臍点から 2/5(2.6/6.5)

CV6 気海 Kikai［Qìhǎi］
　陰交と石門との中央

CV7 陰交 Inkō［Yīnjiāo］
　臍点と恥骨点との間で，臍点から 1/5(1.3/6.5)

CV8 神闕 Shinketsu［Shénquè］
　臍点

CV9 水分 Suibun［Shuǐfēn］
　下脘と臍点との中央

CV10 下脘 Gekan［Xiàwǎn］
　胸骨端点と臍点との間で，臍点から 1/4(2/8)

CV11 建里 Kenri［Jiànlǐ］
　中脘と下脘との中央

CV12 中脘 Chūkan［Zhōngwǎn］
　胸骨端点と臍点との中央(4/8)

CV13 上脘 Jōkan［Shàngwǎn］
　巨闕と中脘との中央

CV14 巨闕 Koketsu［Jùquè］
　胸骨端点と臍点との間で,胸骨端点から 1/4(2/8)

CV15 鳩尾 Kyūbi［Jiūwěi］
　胸骨端点と巨闕との中央

CV16 中庭 Chūtei［Zhōngtíng］
　膻中と胸骨端点との間で，胸骨端点から約 1/4

CV17 膻中 Danchū［Dànzhōng］
　胸骨上点と胸骨端点との間で，胸骨端点から約 1/4(2.2/9)

CV18 玉堂 Gyokudō［Yùtáng］
　華蓋と膻中との間で，膻中から 1/3

CV19 紫宮 Shikyū［Zǐgōng］
　華蓋と膻中との間で，華蓋から 1/3

CV20 華蓋 Kagai［Huágài］
　胸骨上点と胸骨端点との間で，胸骨上点から約 1/4(2/9)

CV21 璇璣 Senki［Xuánjī］
　胸骨上点と華蓋との中央

CV22 天突 Tentotsu［Tiāntū］
　前正中線上で，胸骨頚切痕の直上

CV23 廉泉 Rensen［Liánquán］
　前正中線上で，喉頭隆起の上縁

CV24 承漿 Shōshō［Chéngjiāng］
　前正中線上のオトガイ唇溝

索引・INDEX

43

47

臨床経穴図

1970年 6 月15日	初版	
1976年 8 月10日	第 7 刷（改訂版）	
1983年 2 月 1 日	第13刷（改訂版）	
1990年 6 月 1 日	第18刷（全面改訂版）	
1995年 3 月20日	第21刷（一部改訂）	
2010年 1 月20日	第29刷	
2011年10月20日	第30刷	
2014年 1 月15日	第31刷	
2018年10月15日	第32刷	
2023年10月25日	第33刷	

著　者　木　下　晴　都

作　図　河　村　　　堅

発行者　戸　部　慎　一　郎

発行所　㈱医道の日本社

〒237-0068 横須賀市追浜本町 1 ―105
電話 046―865―2161代 FAX 046―865―2707

ISBN978―4―7529―1431―0 C3047